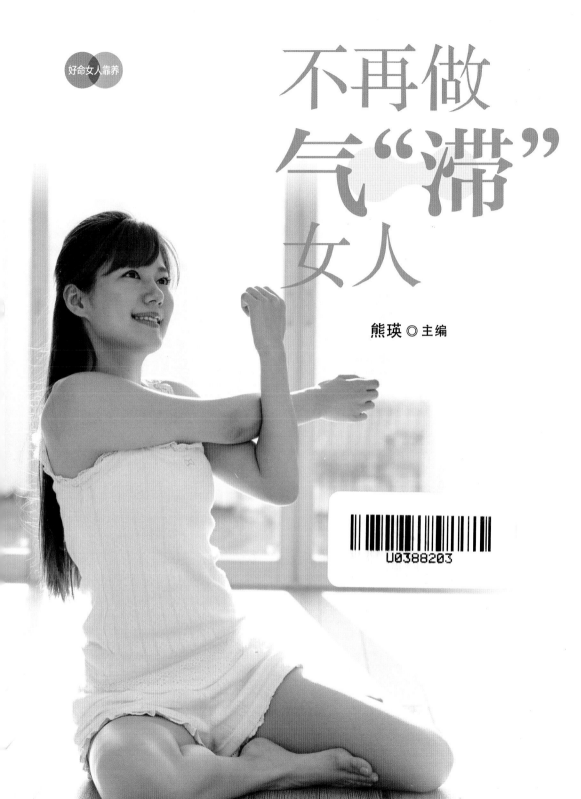

好命女人靠养

不再做气"滞"女人

熊瑛 ◎ 主编

U0388203

黑龙江出版集团
黑龙江科学技术出版社

图书在版编目（ＣＩＰ）数据

不再做气"滞"女人/熊瑛主编. — 哈尔滨：
黑龙江科学技术出版社,2017.4
ISBN 978-7-5388-9162-1

Ⅰ．①不… Ⅱ．①熊… Ⅲ．①女性－补气(中医)－养
生(中医) Ⅳ．①R212

中国版本图书馆CIP数据核字(2017)第041030号

不再做气"滞"女人
BUZAI ZUO QI"ZHI" NÜREN

主　　编	熊　瑛
责任编辑	刘　杨
摄影摄像	深圳市金版文化发展股份有限公司
策划编辑	深圳市金版文化发展股份有限公司
封面设计	深圳市金版文化发展股份有限公司
出　　版	黑龙江科学技术出版社
	地址：哈尔滨市南岗区建设街41号　邮编：150001
	电话：（0451）53642106　传真：（0451）53642143
	网址：www.lkcbs.cn　www.lkpub.cn
发　　行	全国新华书店
印　　刷	深圳市雅佳图印刷有限公司
开　　本	723 mm×1020 mm　1/16
印　　张	10.5
字　　数	120千字
版　　次	2017年4月第1版
印　　次	2017年4月第1次印刷
书　　号	ISBN 978-7-5388-9162-1
定　　价	32.80元

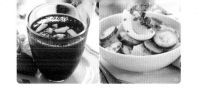

前言　Preface

　　生活中，您是否发现周围的女性朋友总爱唉声叹气、面色凝重、不苟言笑，经常长舒一口气才觉得呼吸畅快……没错，这些都是气滞的典型症状。随着竞争加剧、生活成本逐年增高，我们发现这样的女性越来越多。她们大多面色憔悴、精力不济、爱发脾气，等等，严重影响着自身的魅力。

　　所以，我们推出这本《不再做气"滞"女人》，希望帮助女性朋友改善气滞之症，恢复健康和美丽。

　　本书第一章介绍了关于"气"和"气滞"的概念，让大家对这个虚无缥缈的"气"有一个宏观认识，其中还着重介绍了为什么女性朋友容易气滞，希望大家能对照找出导致自己气滞的原因。

　　第二章则从传统的经络穴位疗法入手，告诉大家如何疏通经络，改善气的运行通道，从而改善气滞。第三章介绍了10种缓解气滞的花草，并推荐多款花草茶，让气滞女人在一饮一啄之间，改善身体不适。

　　中医认为人是一个整体，气的问题归根结底还是五脏的问题。所以调养好五脏对改善气滞也是非常有帮助的。因此第四章从五脏出发，告诉大家如何养好五脏，从而恢复健康身心。

　　鉴于气滞会引起人体各种不适，如情志抑郁、月经不调、不思饮食等，第五章向大家介绍了5种气滞不适之症的调理方法。最后在第六章我们向大家推荐了几种可以改善气滞之症的运动疗法，希望大家能动起来，许多身体问题就能轻松解决了。

　　气的协调平衡，对促进组织、脏腑及经络的生理活动非常重要。希望本书能帮助众多女性朋友远离气滞，从此收获气质。

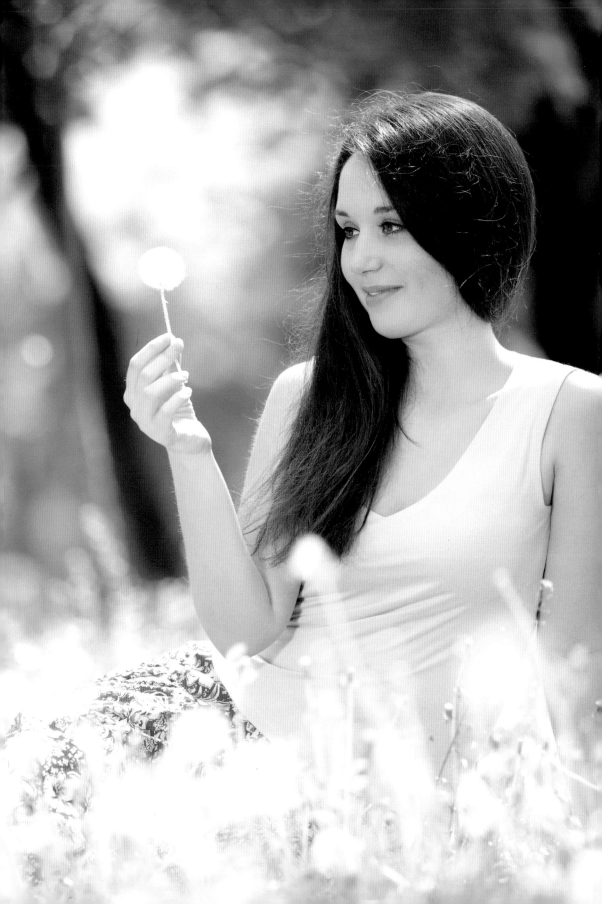

目录　Contents

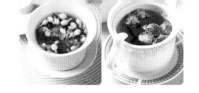

Part 01　　女人，你气"滞"了吗

002　**气是什么？**

003　气的生成流注图

004　**什么是气滞，有哪些症状？**

004　肝郁气滞

004　脾虚气滞

004　气滞血瘀

005　**女人为什么容易气滞？**

006　**气滞带来的诸多危害**

006　肝气郁结

007　脾虚气滞

007　气滞血瘀

008　**养气顺气，要气质不要气滞**

008　心宽少怒养肝气

008　少思虑养心气

008　饮食清淡养胃气

009　少言语养肺气

009　节制房事养肾气

010　**气滞的健康自测和健康评估**

目录　Contents

Part 02　　**经络畅通，女人才会更有朝气**

012　十二经脉，日常保养有秘诀

012　肝经时段　　　012　肺经时段　　　012　大肠经时段

012　胃经时段　　　012　脾经时段　　　013　心经时段

013　小肠经时段　　013　膀胱经时段　　013　肾经时段

013　心包经时段　　013　三焦经时段　　013　胆经时段

014　奇经八脉：人体潜能的聚集地

014　奇经八脉的作用　　　016　任督二脉的保养方法

018　你的经络是否畅通？

018　身上的肉捏着是否会痛？　　018　是否有明显的过血现象？

019　平躺时肚子是否会塌陷？　　019　搓八髎脚是否会发热？

020　按摩经络的注意事项

021　静坐是最安全有效的通经络法

022　最常用的十三种按摩通经络的方法

022　头部点穴　　　023　十指梳挠头皮法　　023　搓掌揉脸法

023　搓揉耳廓法　　024　叩齿弹舌法　　　024　颈项部按摩法

024　肩胛部按摩法　024　肋肋部按摩法　　025　上肢部按摩法

026　腰腹部按摩法　027　骶尾部按摩法　　028　下肢部按摩法

030　常按涌泉穴，容颜不会老

031　晚八点按摩脾俞穴，补气养血

032　按揉肺俞穴，理肺气，变美丽

033　刺激足三里穴，补中益气效果好

034　补血找血海，补气找气海

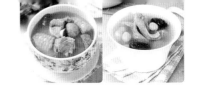

Part 03　好气色的秘密，藏在花花草草中

036　**玫瑰花** ◎ 理气活血

037　荷叶玫瑰花茶

037　桂圆枸杞玫瑰茶

037　玫瑰苹果茶

038　**茉莉花** ◎ 开郁和中

039　茉莉柠檬红茶

039　桂花茉莉健胃茶

039　茉莉紫罗兰茶

040　**薄荷** ◎ 疏肝行气

041　生姜蜂蜜薄荷茶

041　乌龙薄荷茶

041　鲜果薄荷茶

042　**陈皮** ◎ 理气健脾

043　陈皮蜜茶

043　陈皮生姜甘草茶

043　陈皮大枣茶

044　**山楂** ◎ 活血化瘀

045　双花山楂茶

045　红糖山楂茶

045　桑菊银花山楂茶

046　**川芎** ◎ 行气活血

047　银杏叶川芎红花茶

047　生姜紫苏川芎茶

047　川芎调经红茶

048　**香附** ◎ 理气解郁

049　玫瑰香附茶

049　夏枯草香附甘草茶

049　山楂香附茶

050　**当归** ◎ 补血调经

051　当归桂圆茶

051　当归党参枸杞茶

051　黄芪当归茶

052　**红花** ◎ 活血止痛

053　红花活血茶

053　红花绿茶

053　桑葚红花茶

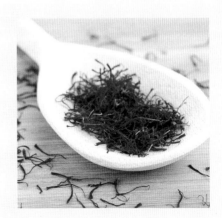

目录　Contents

054　**益母草** ◎ *活血调经*　　056　益母草大枣茶

055　玫瑰益母草调经茶　　056　红花益母草茶

055　红糖益母草茶　　056　益母祛瘀茶

055　益母草生姜茶

Part 04　养好五脏，补足精、气、神

058　**心主血脉，是人体气血的"循环机"**

059　胡萝卜鸡肉茄丁　　070　猪肝米丸子

060　糙米胡萝卜糕　　071　茴香鸡蛋饼

061　大枣山药排骨汤

062　大枣冬菇蒸鸡

063　大枣莲子八宝粥

064　枸杞桂圆糯米粥

065　杏鲍菇烩牛肉粒

065　蒜香茶树菇蒸牛肉

066　西红柿牛肉汤

067　洋菇牛肉饭

068　羊肉胡萝卜白菜炒面

069　孜然羊肉炒饭

069　猪肝鸡蛋羹

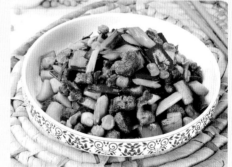

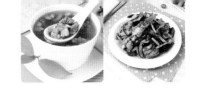

072　肝藏血，是统筹气血的"将军"

073　茄香黄鱼煲
074　泰式酱汁黄鱼
075　虫草花香菇蒸鸡
076　西红柿厚蛋烧
077　西红柿饭卷
078　扁豆西红柿沙拉
079　家常海带绿豆汤
079　蒸海带肉卷
080　香菇豆腐酿黄瓜
081　蒸香菇西蓝花
082　葡萄干菠萝蒸银耳
083　葡萄苹果沙拉

083　冰糖枸杞蒸藕片
084　枸杞百合蒸木耳
085　板栗龙骨汤

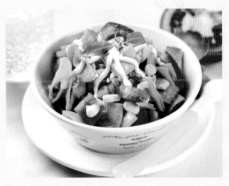

086　脾主运化，是化生气血的"加工厂"

087　小米洋葱蒸排骨
088　板栗大枣小米粥
089　薏米红薯糯米粥
090　扁豆薏米排骨汤
091　扁豆玉米沙拉
092　白扁豆豆浆
093　山药苹果汁
093　山药冬瓜萝卜汁

094　豉椒肉末蒸山药
095　西芹湖南椒炒牛肚
096　红烧牛肚
097　芥菜胡椒猪肚汤
097　酸菜炖猪肚
098　卤猪肚
099　红腰豆鲫鱼汤

目录　Contents

100　肺主一身之气，是调节全身气机的"枢纽"

101　白萝卜丝沙拉

102　酱腌白萝卜

103　蒸白萝卜肉卷

104　白萝卜甜椒沙拉

105　木耳山药

106　五花肉炒黑木耳

107　白菜木耳炒肉丝

107　木耳枸杞蒸蛋

108　大枣蒸百合

109　润肺百合蒸雪梨

110　芒果梨丝沙拉

111　木瓜银耳汤

111　沙参玉竹雪梨银耳汤

112　蚕豆猕猴桃杏仁奶

113　胡萝卜大杏仁沙拉

114　肾藏精，是气血的"银行"

115　玫瑰山药

116　山药酱焖鸭

117　山药紫薯甜心

118　韭菜薹炒河虾

119　韭菜盒子

120　蛋丝拌韭菜

121　紫米核桃大枣粥

121　浓香黑芝麻糊

122　满堂彩蒸鲈鱼

123　豉汁蒸鲈鱼

124　金针菇炒羊肉卷

125　紫米芡实粥

125　芡实莲子粥

126　核桃虾仁汤

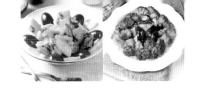

Part 05　穴位+饮食，消除气滞引起的不适症

128　**情志抑郁**

128　**按摩疗法**

128　肺俞穴

128　心俞穴

128　三焦俞穴

128　百会穴

129　**饮食疗法**

129　佛手元胡猪肝汤

130　**月经不调**

130　**刮痧疗法**

130　气海穴

130　血海穴

130　三阴交穴

130　肝俞穴

131　**饮食疗法**

131　当归三七炖鸡汤

132　**不思饮食**

132　**按摩疗法**

132　中脘穴

132　气海穴

132　关元穴

132　足三里穴

133　**饮食疗法**

133　陈皮炒鸡蛋

134　**失眠多梦**

134　**刮痧疗法**

134　心俞穴

134　神门穴

134　三阴交穴

134　足窍阴穴

135　**饮食疗法**

135　灵芝茯苓排骨汤

136　**肤色暗沉**

136　**刮痧疗法**

136　气海穴

136　血海穴

136　太溪穴

136　肝俞穴

137　**饮食疗法**

137　柠檬彩蔬沙拉

138　**饮食疗法**

138　柠檬沙拉

目录 Contents

Part 06 不想"滞"留，就要动起来

140 **徒步、登山——补气的有氧运动**

140 NO.1 徒步、登山前的准备

140 NO.2 足够的食物和水

141 NO.3 舒适的背包

141 NO.4 鞋、袜

141 NO.5 衣帽

141 NO.6 登山杖

142 **跑步——通畅气血养生法**

142 花样跑步法，保健功能各不同

143 跑步时要注意补水

144 注意保护膝盖

144 跑步的好处

146 **跳绳——一边跳，一边补气血**

147 **游泳——给你好气血好身材**

148 **瑜伽——让你的气血更通畅**

148 蜂鸣式调息法

149 三角转动式

150 简单坐转体式

151 猫式

152 半英雄式全伸展

153 树式

154 鹰式

155 鸽子式

156 半弓式

Part 01

女人，
你气"滞"了吗

女人的生理结构以及在社会、家庭中扮演的角色，
往往让她们无法释放心理包袱和各方面的压力。
久而久之容易出现气滞、气郁、气虚等症状，
而其中气滞最影响女人的美丽外貌。
所以，了解气滞、养气顺气对女人来说非常重要。

气是什么?

中医认为气是构成人体及生命活动的最基本也最重要的物质,有着像气体一般的流动特性,可以理解为体内构成生命的能量或动力,这能量会流遍全身,以维持人体的生命活动。人体之气主要来源于先天之精所化生的先天之气、水谷之精所化生的水谷之气和自然界的清气,三者结合而成为一身之气。

先天之气禀受于父母,主要指形成胚胎时受之于父母的先天之精所化生的元气,它是推动人体生长发育的原动力,也是后天之气产生的根本。后天之气是指小儿出生后所获得的水谷之气和自然界的清气。水谷之气来源于饮食物,通过脾胃的运化作用,化生为水谷之气,布散全身后成为人体之气的重要组成部分。自然界的清气,要靠肺的呼吸功能和肾的纳气功能才能吸入体内,清气参与宗气的生成,并且不断吐故纳新,促进人体代谢活动。

气在人体有着不同的运动方式,从而发挥着各种功能。基本上,气有四种运动形式,分别为升、降、出、入。这些运动非常重要,若它们停止,人的生命亦会终止。

不同脏腑之气各有其独特的运动形式。例如,脾气有向上升的特性,会将水谷精微上输,此功能称为升清;而胃气则有向下降的特性,将食物残渣往下输,此功能称为降浊。有些脏腑之气并不限于一种形式,例如肺气于呼气时出、吸气时入,并于宣发时升、肃降时降,肺气可说具有四种升降出入的运动形式。

气的协调平衡,对促进组织、脏腑及经络的生理活动非常重要。若体内气机失调,身体会出现各种健康问题。如肺气的下降运动受阻,会出现咳嗽,胃气上逆亦会引致恶心及呕吐等。

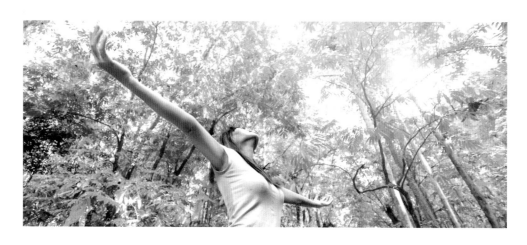

气的生成流注图

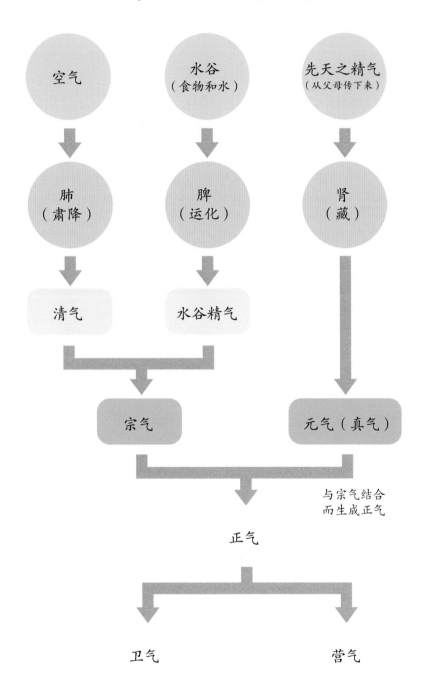

什么是气滞，有哪些症状？

气滞是指某一脏腑或某一部位气机阻滞、运行不畅，临床以肝郁气滞、脾虚气滞、气滞血瘀比较常见。

肝郁气滞

肝郁气滞是指由于肝的疏泄功能异常，疏泄不及而致气机郁滞所表现的症候，又称肝气郁结证。这种肝气郁结的症状多因情志而生，例如，突然受到精神方面的刺激，或是久病卧床，受顽疾所扰，都可能引发肝郁气滞。

通常肝郁气滞的患者都会不同程度地伴有情绪方面的问题，临床表现为情志抑郁、胸胁或少腹胀满窜痛，或见咽部异物感，或颈部瘿瘤，或胁下肿块。女性可见乳房胀痛、月经不调、痛经等。病情轻重与情绪变化的关系密切。

治疗原则为疏肝理气、和胃止痛。饮食上多吃些具有疏肝理气作用的食物，如芹菜、西红柿、茼蒿、萝卜、橙子、柚子、柑橘等。

脾虚气滞

脾虚气滞者多由脾胃虚弱或是病后中气不足，以致脾失健运，胃失受纳，故见胃脘痞闷、食欲不振、恶心呕吐；脾虚气血生化无源，故全身乏力、气短懒言、面白神疲、舌质淡、苔白。此外，气滞不畅者还有排便困难。

治疗原则为健脾益气、润肠通便。饮食上多吃山药、大枣、红薯、香菇、板栗等。

气滞血瘀

气滞血瘀，是指气滞和血瘀同时存在的病理状态。其病变机理是：一般多先由气的运行不畅引起血液的运行瘀滞，是先有气滞，由气滞而导致血瘀，也可由离经之血等瘀血阻滞，影响气的运行，这就是先有瘀血，由瘀血导致气滞，也可因闪挫等损伤而气滞与血瘀同时形成。

气滞血瘀体质宜选用有行气、活血功能的饮食，例如白萝卜、柑橘、丁香、桃仁、洋葱、银杏、玫瑰花、茉莉花等。

女人为什么容易气滞？

很多年轻女性整天唉声叹气、心事重重，呼吸时需要吸一口长气才会觉得心情舒畅。这就是最常见的气郁、气滞表现。

自古以来女性在社会和家庭中的地位导致很多女性性格偏于内向，很多事情不愿意吐露，身上的压力没机会卸下……长此以往，很多女性体质偏于气郁、气滞。再加上女性往往十分感性，任何小事都能引起她们的情绪波动，严重者就如同林黛玉一般多愁善感。

中医认为，"女子以肝为先天"，所以肝和女性有着莫大的联系。而气机是由肝来主管的，肝主疏泄，调畅气机。看过《红楼梦》的人都知道，里面除了这位情绪抑郁、多愁善感的林妹妹之外，还有一位性情暴烈、杀伐决断的王熙凤让人印象深刻。作为大观园里的大管家，她要处理好各方面的关系，协调重重矛盾，也难免大动肝火，长此以往对肝脏的损伤很大，进而出现肝气郁结，一身之气出现郁滞，影响整个人的精神面貌和身体状况。

不少人一生气就会发现肚子胀鼓鼓的，什么东西都不想吃，吃点东西就嗳气频频，甚至胃痛、拉肚子，这就是肝气郁滞、克脾犯胃了。胃失和降、脾失健运，当然不想吃饭，吃下去的食物也不能很好地消化。肝气郁结久了会逐渐化生为火，肝火一旦犯肺，则会导致肺热咳嗽。

金元四大家之一的朱丹溪说过："气血冲和，万病不生，一有怫郁，诸病生焉。故人身诸病，多生于郁。"因此，对于容易气滞的女性要多调节自己的情绪，找机会释放压力，这样才能身心健康。

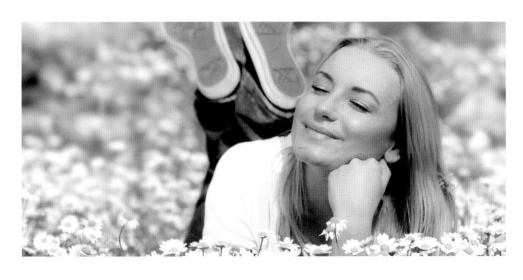

气滞带来的诸多危害

肝气郁结

①肝气郁结则气机不畅，让人代谢缓慢，影响食欲，久而久之四肢乏力、懒惰少动，从而造成肥胖、便秘等问题。

②肝气郁结引起情绪压抑、忧虑，这些不利情绪往往导致女性头痛、烦躁、易怒、胸胁胀痛、腹部胀满、内分泌紊乱。

③女子月经正常与否与肝的疏泄功能正常与否密切相关，肝气不疏可导致经期过短、月经量少、经间期出血、经行眩晕、经行不寐。

④肝经循行在两胁，肝经运行不畅还可能导致乳腺增生、乳腺结节甚至乳腺癌的发生。

⑤肝郁导致失眠，无法保证睡眠质量，使女子气血失荣、皮肤粗糙、面色暗沉。

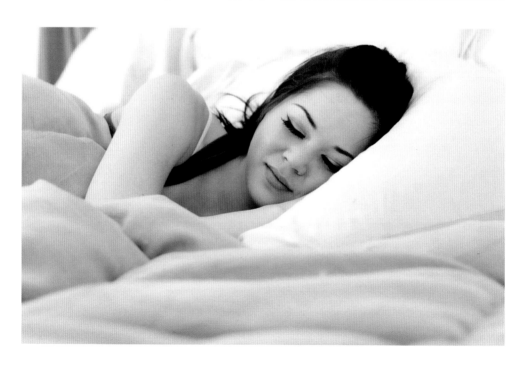

脾虚气滞

①脾胃为气血生化之源，脾虚则气血生化不足，引起消瘦、面色晦暗、乏力、疲惫等虚弱的状态。

②脾虚对水液的代谢能力下降，就会出现容易流口水、水肿、大便稀等症状。

③肝属木，脾属土，土虚容易被木克，出现腹痛、腹泻的情况。另外，脾属土，肺属金，土虚不能生金，也会产生气喘等肺通气不畅的情况。

气滞血瘀

①当气滞血瘀出现后会引起胸胁胀满，走窜疼痛，性情急躁易怒，两胁下有肿块，有时刺痛不敢触碰，极易造成乳腺增生，发展严重时致乳腺癌。

②气滞血瘀体质可以使女性月经闭止或痛经，经色紫暗有块，舌质紫暗或见瘀斑脉涩。

③人体如果长期处于气滞血瘀状态，组织就会缺血，细胞会处于"饥饿"状态，加快衰老。

④瘀血是五脏之毒，为百病之源。如果体内的毒素因瘀血不能及时排出体外，当累积到一定程度时就会对我们的身体和精神产生不良影响，加速五脏的衰老。

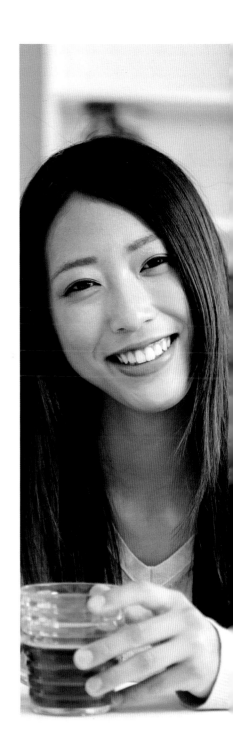

养气顺气，要气质不要气滞

《庄子·知北游》记载："人之生，气之聚也；聚则为生，散则为死。"俗语也有"人活一口气""三寸气在千般用，一旦无常万事休"等，都是在强调"气"在人体生命活动中的重要性。那么我们应该如何来养气顺气呢？

心宽少怒养肝气

发怒对自身的伤害极大，易导致两胁胀痛、胸闷不舒，并出现消化功能紊乱或女性月经不调等症状，严重的还会使血压升高甚则猝死。《素问·生气通天论》说道："大怒则形气绝，而血菀于上，使人薄厥。"说的就是大怒迫使气血上逆于心胸或头部导致突然昏厥。可见，保持心态的宁静，戒燥戒怒非常重要。

少思虑养心气

心气泛指心的功能活动，现代也可特指心脏推动血液循环的功能。心气不足，会导致一系列病症。《灵枢·天年》曰："六十岁，心气始衰，若忧悲，血气懈惰，故好卧。"人之思虑最易耗伤心气。《灵枢·本神》也说："心怵惕思虑则伤神。"《灵枢·口问》曰："心者，五脏六腑之主也。……故悲哀愁忧则心动，心动则五脏六腑皆摇。"怵惕思虑、喜乐无极、悲哀忧愁、恐惧不解等情志因素首先影响心，而后引发相关脏腑的病变。

饮食清淡养胃气

胃气泛指人体的消化吸收功能。胃气充足是机体健康的标志。中医认为"有胃气则生，无胃气则死"。脾与胃一个属于脏，一个属于腑，有着共同的属性，调养脾气，重在抽象的意识，而养胃气，则是从实在的形体上讲的。

养胃气首先要给胃提供一个宽松的环境，食大鱼大肉或过于油腻的食物，就会增加胃的负担，降低胃的消化功能，甚至造成各种胃病。坚持素食为主，素荤、粗细搭配，多吃蔬菜和新鲜食物、整体性食物。根据各自的身体实际和不同季节，实行科学进补。同时，还要杜绝暴饮暴食，不求美食美味，只求科学合理，从清淡中养护胃气。

少言语养肺气

　　现代社会处处需要沟通，工作中免不了随时接打电话、汇报请示，下了班很多人也喜欢聚会聊天、唱唱卡拉OK。然而，成天不停说话会伤气，尤其是肺气。正所谓"日出千言，不病自伤"，孙思邈也告诫"莫多言""多言则气乏"。消耗肺气容易使体内元气不足，外邪乘虚而入。因此，适当放慢语速、少说些话，可保护、收敛肺气，给身体"节能"。

节制房事养肾气

　　肾气由肾精化生，广义肾气指的是肾脏的功能活动，包括了肾阴、肾阳。狭义肾气指的是肾脏的功能活动中起固涩、封藏作用的部分，一般讲的肾气不固，指的是狭义肾气。中医认为房劳伤肾，主张节制性生活，寡欲葆精，精足、气充、血旺，人体自然健康。

　　人体气足、气顺则神采奕奕、自信、气质好，反之则气滞、气郁、精神差、易患病。所以养好气、理顺气对身体健康非常重要。

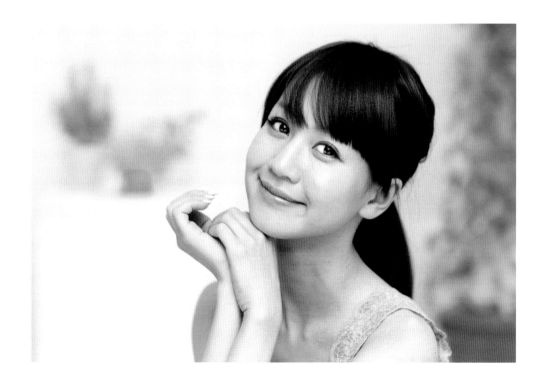

气滞的健康自测和健康评估

测试题目	得分	测试题目	得分
1.你是否爱生闷气？	☐	9.你是否月经不调？	☐
2.你是否脾气大，爱发火？	☐	10.你是否痛经、闭经？	☐
3.你是否经常唉声叹气？	☐	11.你是否眼睛干涩？	☐
4.你是否胸闷？	☐	12.你是否视力减退？	☐
5.你是否胸胁胀痛？	☐	13.你是否咽部有异物感？	☐
6.你是否乳房胀痛？	☐	14.你是否舌苔薄白？	☐
7.你是否疼痛部位不固定？	☐	15.你是否恶心干呕？	☐
8.你是否情志不舒疼痛加剧？	☐	16.你是否便溏不爽？	☐

注：答案"是"得1分，"否"不得分。

★**5分以下**：恭喜你，你没有气滞！希望继续保持健康的身体，快乐的心态。

★**6至10分**：你处于危险境地，虽然现在还不算是气滞，但是也比较接近了。建议多看看关于气滞的养生知识，并在日常生活中避免引起气滞的不利因素。

★**11分以上**：很抱歉，气滞的症状你基本满足，建议采用各种调理方法进行气滞的调理。如有必要，请咨询专业医生。

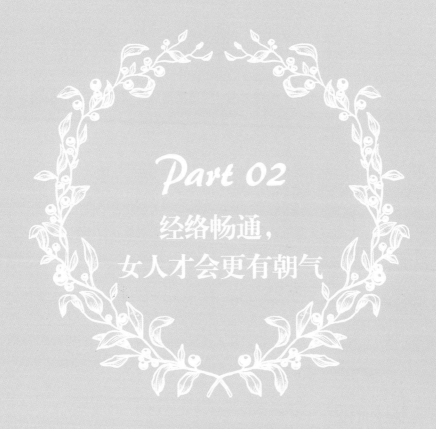

Part 02

经络畅通，
女人才会更有朝气

经络穴位是人体天然的"医生"，
经络对身体各方面都有影响，
经络通顺，女人气血自然就通畅。
俗话说"痛则不通，通则不痛"，
只要学会了经络穴位按摩与调理，
也就获得了调养气血的独门秘方。

十二经脉，日常保养有秘诀

　　十二经脉是气血运行的主要通道，保养气血就要注意保持这十二条经脉的畅通。十二经脉不但和人体脏腑对应，而且各自在一天当中占有确切的时间段。就像12个哨兵在为人体的健康站岗一样，你两个小时，他两个小时，大家轮换着工作和休息。明白了这种对应关系，就可以在经络对应的时间内采取相应的保养措施，即使是已经产生郁结，在相应时辰内按摩该经脉，也能比其他时间收获更佳的效果。

肝经时段

　　凌晨1~3点。此时是肝经运行最旺盛的时候，"人卧则血归肝"，这是肝脏修复和排毒的最佳阶段。所以常常熬夜的人脸色不好，就是肝脏系统出现了问题，是气血不畅、体内毒素瘀积所致。

肺经时段

　　凌晨3~5点。此时是阳气的开端，是人体气血由静转动的时刻，因此，人在此时需要深度睡眠。

大肠经时段

　　凌晨5~7点。此时是大肠排毒功能最旺盛的时候。患有便秘的人如果在此时喝一杯凉白开水，有助于滋润大肠，缓解和预防便秘。

胃经时段

　　早晨7~9点。此时是吃早餐的最佳时机，也是天地阳气最旺的时候，吃早饭很容易消化。相反，如果此时不吃饭对胃的伤害也是最大的，并且容易得胆结石。

脾经时段

　　上午9~11点。此时应该多喝水，让脾脏处于最活跃的状态，促进消化和吸收。

⚙ 心经时段

中午11～13点。传统中医上重视子午觉，就是说在吃完午饭后的这个阶段小睡一会儿可以保养心脏。

⚙ 小肠经时段

下午13～15点。小肠的功能是吸收被脾胃腐熟后的食物精华，然后分配给各个脏器。如果吸收不好的话，就会在人体内形成垃圾。

⚙ 膀胱经时段

下午15～17点。此时应该多喝水，这个时间段也是学习和工作的最佳时段。如果出现小腿疼痛、记忆力减退等不适症状，都和膀胱经有关。

⚙ 肾经时段

傍晚17～19点。这个时候大多数人都应该刚刚吃完晚饭，为了养精蓄锐，要坐下来休息一下。

⚙ 心包经时段

夜晚19～21点。心包经有保护心脏的作用，为了保养心包经，此时段要保持心境平静，最好有一些轻松怡情的娱乐活动，不能使情绪太过激动。

⚙ 三焦经时段

深夜21～23点。此时我们就要休息了，三焦经在黑暗和宁静中运行。

⚙ 胆经时段

子夜23点到次日1点。此时是胆排毒的最旺盛阶段，也是骨髓开始造血的时间。这时阳气开始生发，所以为了保养阳气和生机，晚上11点之前必须要睡觉了。

奇经八脉：人体潜能的聚集地

说起奇经八脉，我们应该不陌生，但如果真要说出一个所以然来，那就不见得能有几个人说得上来了。其实，奇经八脉只是人体经脉走向的一个类别，它是督脉、任脉、冲脉、带脉、阴维脉、阳维脉、阴跷脉、阳跷脉的总称。它们与十二正经不同，既不直属脏腑，又无表里配合关系，"别道奇行"，故称"奇经"。虽然是"别道奇行"，但奇经八脉的功能却是非常重要的。

奇经八脉的作用

奇经八脉交错地循行分布于十二经之间，其功能主要体现在以下两方面。

密切十二经脉之间的联系

奇经八脉将部位相近、功能相似的经脉相联系起来，达到统摄有关经脉气血、协调阴阳的作用。督脉与六阳经有联系，称为"阳脉之海"，具有调节全身阳经经气的作用；任脉与六阴经有联系，称为"阴脉之海"，具有调节全身阴经经气的作用；冲脉与任、督脉以及足阳明、足少阴等经有联系，故有"十二经之海""血海"之称，具有涵蓄十二经气血的作用；带脉约束联系了纵行躯干的诸条足经；阴、阳维脉联系阴经与阳经，分别主管一身之表里；阴、阳跷脉主持阳动阴静。

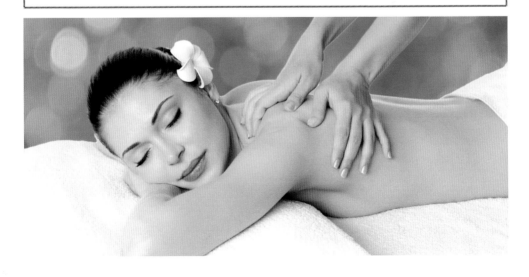

调节十二经脉气血

当十二经脉及脏腑气血旺盛时，奇经八脉能加以蓄积；当人体功能活动需要时，奇经八脉又能渗灌供应。在武侠小说中，打通奇经八脉，可以使得一个人的身体潜能发挥到极致，从而提升功力。那么，在现实的经脉养生中，开通奇经八脉有什么好处呢？

一般来说，开通奇经八脉，人就会感到周身经脉气血畅通，精力充沛。

在奇经八脉之中，任、督二脉最为重要。因为，对于我们所有人来说，任脉是统领所有阳脉的，而督脉是统领所有阴脉的，这二脉在整个养生过程中作用极大，古人曰："任督两脉人身之子午也，乃丹家阳火阴符升降之道，坎水离火交媾之乡。"

一般人对任、督二脉的认识多半也来自于武侠小说。武林高手一旦打通任、督二脉，其内力就能迅速提升，跻身于顶尖高手之列，这着实令人羡慕。然而，武侠小说毕竟是虚构的成人童话，真正的任、督二脉对人体的作用虽然也非常重要，但还不至于那么神奇。

任脉在人体的前面，属阴；督脉在人体的后背，属阳。任脉主导人体手足阴经，"任"有担任、责任之意，任脉与全身所有阴经相连，凡精、血、津、液均由其主管，故有"阴脉之海"的称谓。督脉主导手足阳经，"督"有总督、总揽之意，督脉总督

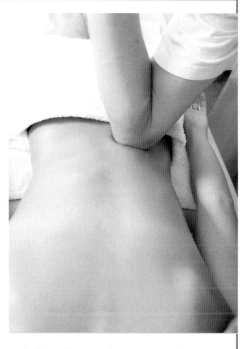

一身的阳脉，具有调节阳经气血的作用，故有"阳脉之海"的称谓。当十二经脉气血充盈，就会流溢到任、督二脉，任、督通则百脉皆通。"

至于"打通任督二脉"，其实是一个前提就错了的命题。据《黄帝内经》的叙述，可以了解十二经脉与任、督两脉的循环次第。经脉的流注从肺经开始，依次循环到肝经，再由肝经入胸，上行经前额到头顶，再沿督脉下行至尾闾，经阴器而通任脉上行，然后再回流注入肺经。《黄帝内经》所述，任、督之气是在人体自行运行的，每一个正常人，其任、督两脉本来就是通的，何需再打通任督二脉呢？

任督二脉的保养方法

任脉

　　任脉保养没有特定的时间，可随时进行。选取中脘、气海、关元三个穴位，用拇指指腹进行按摩，每次 3 ~ 5 分钟，以有微微的麻胀感为宜。也可用艾条温和灸这三穴，每次 10 ~ 15 分钟，对于女性生殖系统有良好的保健养生作用，能补益气血，保养整个生殖系统，预防早衰。

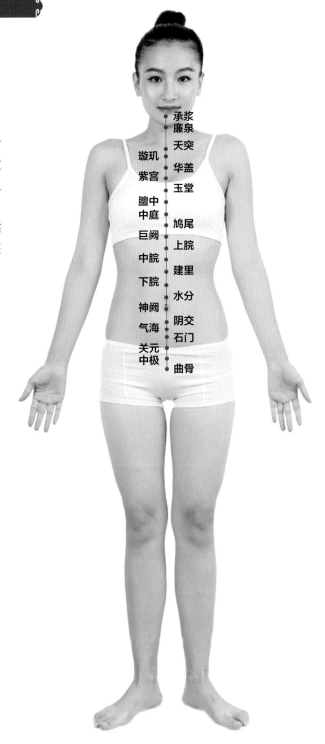

承浆
廉泉
天突
璇玑　华盖
紫宫　玉堂
膻中
中庭　鸠尾
巨阙　上脘
中脘　建里
下脘　水分
神阙　阴交
气海　石门
关元
中极　曲骨

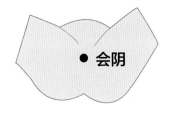

● 会阴

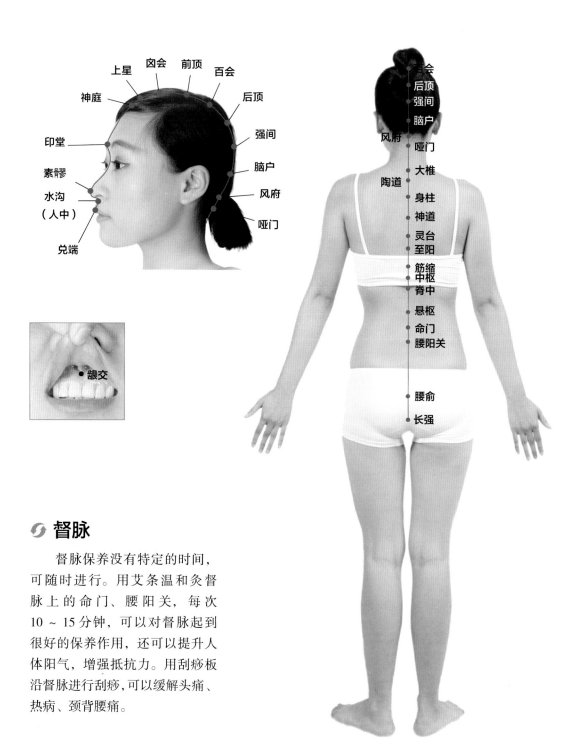

上星 囟会 前顶 百会
神庭 后顶
印堂 强间
素髎 脑户
水沟 风府
（人中） 哑门
兑端

龈交

曰会
后顶
强间
脑户
风府 哑门
大椎
陶道 身柱
神道
灵台
至阳
筋缩
中枢
脊中
悬枢
命门
腰阳关

腰俞
长强

🌀 督脉

　　督脉保养没有特定的时间，可随时进行。用艾条温和灸督脉上的命门、腰阳关，每次10～15分钟，可以对督脉起到很好的保养作用，还可以提升人体阳气，增强抵抗力。用刮痧板沿督脉进行刮痧,可以缓解头痛、热病、颈背腰痛。

你的经络是否畅通？

如何确认自己身上的经络是否通畅呢？一般来说，可以参考以下几个方面进行检查：

身上的肉捏着是否会痛

用手捏你身上的肉，包括腿上胃经、胆经、肾经，上臂的三焦经，小肠经的部位，只要感觉痛，那么你肯定是经络不通了。还有一些女性，后背像一块板一样硬，别人稍微捏一下就很痛，这说明她后背的膀胱经全堵住了。这样的人，会一天到晚感觉特别累，特别疲倦。

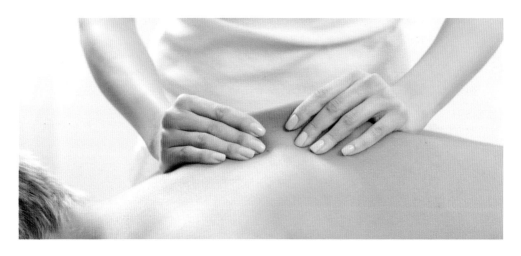

是否有明显的过血现象

很多人可能有过这样的感受：一只手握紧拳头，当过一分钟左右，被攥住手腕的手掌逐渐从红色变成白色；而当突然松开的时候，会感觉一股热流一直冲到了手指尖，同时手掌也会从白色变成红色，这种现象就称为过血，说明经络是通的。

人们很容易看到手掌的过血现象，但下肢是否有过血现象就很难看到了。在现代社会，有不少女性有手脚冰凉的症状，这说明气血亏虚，无法到达肢体末端。那怎样知道你的下肢是否过血呢？可以让别人帮忙，压住你的股动脉，大约一分钟以后，猛地松开手，看看你的血能否冲到脚趾尖？最好的情况是能冲到脚趾尖，而且过血的感觉是呈圆桶状，前后腿一起过。但很多人都过不了膝盖。但凡这种人，都需要好好打通经络。

✔ 平躺时肚子是否会塌陷 ❓

肚子上集中了人体很多经络，因此，这个位置的经络是否通畅非常重要。那怎样的肚子代表这里的经络是通畅的呢？除了手捏着肉不痛之外，还有一点就是肚子要塌。什么叫塌呢？就是平躺在床上，要能显出肋骨来，往肚子上浇点水而不会流，这样的肚子才叫好肚子。有句话叫：肚子软如绵，百病都不缠。打通肚子这段的经络，主要靠刮痧和按摩，一般不适合拔罐。

✔ 搓八髎脚是否会发热 ❓

压股动脉，主要是测试你的足三阴经和三阳经的情况，会有明显的过血感觉。如果想重点测试一下督脉及膀胱经的情况，那么就要通过搓八髎的手法了。所谓八髎，是8个穴位的统称，即上髎、次髎、中髎、下髎，分布在左右两条膀胱经上。

很多人从来没有做过按摩，经络大体都不通，不仅表现在压股动脉没有过血的感觉，搓八髎也没有脚热的感觉。搓八髎的方法是用手掌快速在八髎处摩擦，刺激膀胱经和督脉。这只是一种热感，而不是过血的感觉。

如果人能做到上述四点，那就说明经络是通的。这个时候进补，身体才能吸收。否则人们吃再好的药或是保健品，作用都会打折扣。现在绝大多数的慢性病患者，经络基本上都是不通的，因此，一切治疗的手段要从打通经络开始。

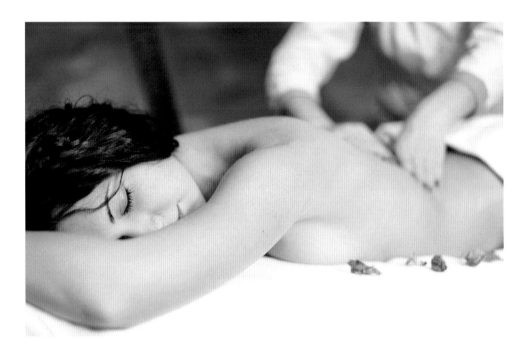

按摩经络的注意事项

无论是治病还是自我保健，按摩时都应保证安全可靠，所以应在手法、力度、器械、身体病变部位和体质、年龄等方面引起注意。

❶	按摩室内要保持清静、整洁，避风、避强噪声刺激，保持空气新鲜。
❷	按摩前要用温水洗脚，全身放松，情绪稳定，仰卧床上休息片刻。他人按摩时被按摩者取坐势，按摩者在膝盖上置条毛巾，将被按摩者的双足放在自己的膝盖上，并将注意事项告诉被按摩者，以便双方配合更好。
❸	按摩者的手指甲要保持整齐、清洁。有皮肤病者不能从事按摩，以防传染和危害自身。
❹	按摩者在按摩每个穴位和病理反射区前，都应测一下反射痛点，以便有的放矢，在此着力按摩，取得良好的治疗效果。
❺	按摩力度要按照不同体质、不同病症以及穴位适宜的手法要求，变化运用。
❻	进行按摩，最好每日有固定时间，一般饭后1~2小时再开始按摩。每次按摩20~30分钟，每日1~2次。每次按摩的效果以患者感到口渴为宜。
❼	如果手法不熟练，忌用大力刺激穴位，以免造成对身体的伤害。
❽	对于日常保健按摩，用力不可过大，也不可在一处穴位长时间停滞用力，应该在全手足按摩的基础上进行重点反射区按摩。
❾	按摩过程中，如出现不良反应，应随时提出，以保证按摩效果。
❿	并非所有情况都适合按摩，当出现以下情况应该禁忌按摩： 　　各种骨关节结核、骨髓炎、骨肿瘤、骨折患者严禁按摩；足部穴位及反射区有严重的皮肤溃烂、出血、传染性皮肤病时应先行治疗，严禁发作时按摩；严重心脏病、高血压、精神病及脑、肺、肝、肾等病患者一般禁忌手足部的穴位刺激；女性妊娠期、月经期禁忌按摩，以免急慢性传染病；胃十二指肠溃疡或穿孔者应严禁按摩；有血液病或有出血倾向者，严禁按摩。

静坐是最安全有效的通经络法

我们常常看到武侠小说里写要练内功必须打通全身经脉，使真气运行。作为女性，最应该重视经络，对其有所了解。

经络分为经脉和络脉。人身上有12条经脉和奇经八脉贯通全身上下，更有无数络脉或附于五脏六腑，或浮于皮肤浅表。经络使人体内外保持协调统一，构成一个有机的整体。经络是气血运行的通道，气血通过经络运输濡养全身。打个比方，人体就像一座大楼，经络好比楼内交错纵横的电线，气血好比电流。电路贯通流畅，大楼就能保持灯火通明；电线有阻塞不通，那么电流不能运行，大楼就漆黑一片，死气沉沉。所以说死人是没有经络的，而一旦经络长时间不通，以致枯萎，人也就活不长了。

> 很多疾病都是由经络不通造成的，如便秘、脑血栓、心肌梗死、胆结石、肿瘤等。其实所有的疾病都和经络不通有着一定联系，经络一旦畅通无阻，病邪根本滞留不下来。

在现代医学中，经络仍是比较玄的东西，虽然敏感的人在针灸时会感应得到，但说到经络的实质，人们总是觉得既看不见又摸不着，现在先进的医学仪器也透视不出来。从古代经脉图谱中我们了解到各条经脉的详细走向、交结，那么古人又是怎样看得一清二楚呢？其实方法就两个字：**内视**

经络本身就是体内的景象，只有内视才能看到。现代社会高速发展，快节奏的生活，五花八门的仪器让我们逐渐失去了一些本来应该具有的能力。古代社会接近天然，身体灵敏度也高，比较容易向内觉察到经脉的运行。

内视必须在人静的状态下才可以获得，通过静坐调息，我们可以感知气机在经脉中的循环。静坐到了一定程度，下腹部的丹田位置就会有一股热气循着经脉的走向自然流注循环。因为练习的火候到了，丹田里产生的真气充满流溢，开始向全身运行，这就是打通经脉的过程，此时，你的意识也要随着气机流转，做到"神与脉合"。如果练习的火候没到，丹田内的真气就仍在酝酿之中，切不可着急。

静坐是打通经脉的最好方法，完全靠精神内守使气机自然而然地融会贯通，一股冲和之气运行经脉之间，化解郁积之处。这样通经脉将是长久有效的，比起推拿、针灸等外界方法不知高明多少倍。

最常用的十三种按摩通经络的方法

经络通畅，身体气血自然循环流畅。因此，学会通经络的方法至关重要，简单按摩就可以做到。

头部点穴

点按风府穴

【取穴】风府穴在头部，后发际正中直上1寸处，与两风池穴相平。

【操作】以双手拇指或食指指尖点按头后正中线的风府穴约1分钟，力量适中。

【功效】风府为督脉穴，常点按此穴可防治头、颈疼痛，预防中风。

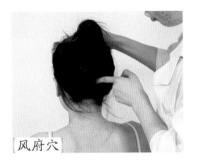

风府穴

点按百会、四神聪

【取穴】百会穴在头顶部，当前发际正中直上5寸，或两耳尖连线的中点处；四神聪穴在头顶部，当百会前后左右各1寸，共4穴。

【操作】以双手拇指或食指指腹依次点按头顶百会穴及四神聪穴1~3分钟，力量适中。

【功效】百会为督脉穴，四神聪为经外奇穴，头为诸阳之会，常点按此二穴，可防治头痛、眩晕等症状。

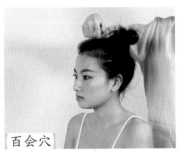

百会穴

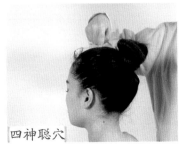

四神聪穴

点揉太阳穴

【取穴】太阳穴在耳廓前面，前额两侧，外眼角延长线的上方。

【操作】以双手拇指指腹分别点、揉两侧太阳穴，点法和揉法结合，约1分钟。

【功效】太阳为经外奇穴，常点按此穴可防治头痛、目疾等。

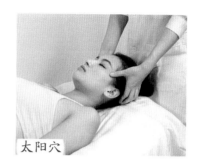
太阳穴

按人中穴

【取穴】人中穴位于人体的面部，当人中沟的上1/3与下2/3交点处（鼻唇沟的中点）。

【操作】以拇指或食指指腹掐按人中穴，掐按和点按结合，约1分钟。

【功效】人中又称水沟，为督脉穴，点按此穴可醒脑提神，用于治疗神志昏迷、惊风与腰脊强痛等症状。

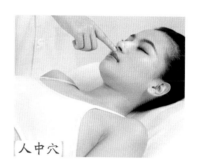
人中穴

十指梳挠头皮法

头为"诸阳之会"，脑为髓之海，乃诸阳经气的会聚处。每日早晚双手五指分开如爪向后梳挠前额发际至枕后发际各60次。可促进血液循环、防治脑血管病变等。

搓掌揉脸法

每天早晚双手搓掌至发热，各揉面部60次，激发面部气血，使面部充盈红润、面肌富有弹性，有防老去皱、焕发精神之功能。

搓揉耳廓法

"耳为肾之窍"，肾开窍于耳，耳为六条阳经经脉所聚之处。先用掌心旋摩耳廓前面10次，然后水平方向摩擦耳廓前面和后面10次，使耳部发热，有烧灼感为宜。每日早晚各60次。本法有防治耳聋、耳鸣和耳源性疾病等功能（有化脓性中耳炎者禁）。

叩齿弹舌法

齿属肾，"肾主骨，肾气虚，齿不健，八八则齿发去。"老年人常叩齿则健齿，齿健则福。每日早晚叩齿各60次，可健齿、防牙病和牙齿脱落等。

"心开窍于舌"，舌为心之苗。每日早晚各弹舌60次，弹舌是对脑的良性按摩，有健脑护脑之功。

颈项部按摩法

颈项部是人体经脉通往头部和肢体的重要通道。每日早晚各按摩60次，能有效防治颈椎病、血管性头痛、脑血管病等。

肩胛部按摩法

肩胛部是手足之三阳经脉交会之处，每日早晚各按摩60次，有防治肩周炎、颈椎病的功效。

胁肋部按摩法

胁肋部位为肝胆经脉所交会处，每日早晚各按揉60次，有疏肝理气、清肝利胆之效，对治疗肝胆疾病和岔气、肋间神经痛有效。

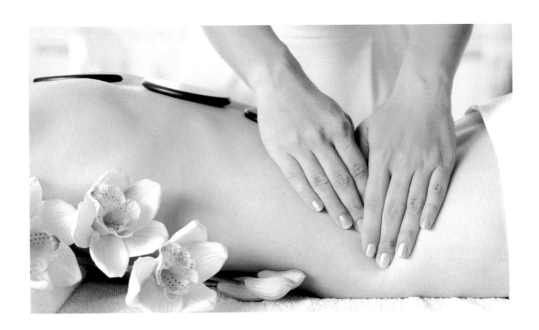

上肢部按摩法

上肢部位为"手三阴、手三阳之脉"的要道，是内连脏腑外络肢节的重要部位。每日早晚各按揉60次，即从上内侧腋下（极泉穴）至腕部内侧（内关穴）；从外侧腕部（外关穴）至肩部（肩井穴）。此法有疏通上肢经脉、调和气血之功能，对心血管系统、呼吸系统疾病及上肢病痛有良效。

极泉穴

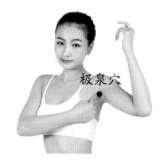

极泉穴

【取穴】屈肘，手掌按于后枕，在腋窝中部有动脉搏动处取穴。

【功效】通络强心、清泻心火。主治心烦、心悸、上肢冷痛等病症。

内关穴

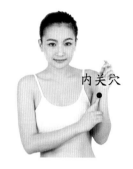

内关穴

【取穴】位于前臂正中，腕横纹上2寸。

【功效】宁心安神、和胃理气。主治心痛、心悸、胃痛、呕吐等病症。

肩井穴

肩井穴

【取穴】此穴位于人体的肩上，前直乳中，即乳头正上方与肩线交接处。

【功效】祛风清热、活络消肿。主治肩周炎、耳鸣、中风、落枕等病症。

外关穴

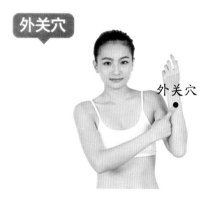

外关穴

【取穴】位于手脖子横皱纹向上三指宽处，与正面内关穴相对。

【功效】清热解表、通经活络。主治头痛、肩背痛、手指疼痛等病症。

腰腹部按摩法

　　腰腹部保健按摩可以舒筋通络，促进腰部气血循环，消除腰肌疲劳，缓解腰肌痉挛与腰部疼痛，使腰部活动灵活、健壮有力，同时还能有效促进肠道排毒，排出宿便，从而减轻体重，调理气血，让女人从内而外散发光彩。

　　腹为任脉经过之处，每日早晚双手重叠放在脐部（神阙穴），上下左右顺时针方向按揉60次，然后再以同样手法逆时针方向按揉神阙穴60次，可改善消化系统、生殖泌尿系统的功能。

　　而"腰者肾之府"，肾为先天之本，肾主骨藏精。每日早晚按摩腰部（肾俞穴、命门穴等），使腰部发热，则能强身壮腰，对治疗肾虚腰痛、风湿腰痛、强直性脊柱炎、腰椎间盘突出等腰部疾患有良效。

神阙穴

　　【取穴】即肚脐，它位于脐窝正中。

　　【功效】有健运脾胃、温阳固脱的作用。主治四肢冰冷、脱肛、腹痛、脐周痛、便秘等病症。

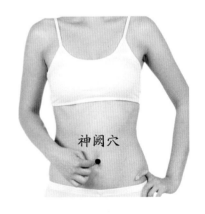

命门穴

　　【取穴】位于背部，在第二腰椎与第三腰椎棘突之间。

　　【功效】有温和肾阳、健腰益肾的作用。主治遗尿、尿频、赤白带下、胎屡坠、腰痛、脊强反折、手足逆冷等病症。

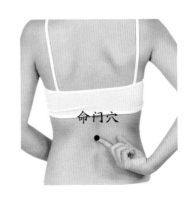

肾俞穴

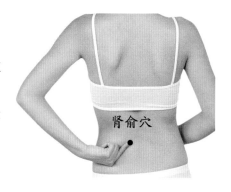

【取穴】人体的腰部，当第二腰椎棘突下，左右二指宽处（在第二腰椎棘突下旁开1.5寸处）。

【功效】有培补肾气、调节生殖功能的作用。主治小便不利、水肿、月经不调、阳痿、遗精、腰膝酸软等病症。

骶尾部按摩法

骶尾部为人体"大树之根"，按摩骶尾部八髎穴和长强穴，每日早晚各60次，有治疗腰骶痛、改善性功能之功效。

八髎穴

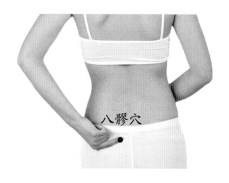

【取穴】指的是八个穴位（上髎、次髎、中髎、下髎各一对），所以叫作"八髎"。

【功效】有调经活血、理气止痛的作用。主治月经不调、痛经、带下、阳痿等症。

长强穴

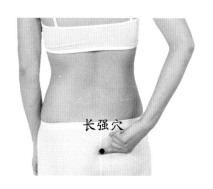

【取穴】尾骨尖端下，尾骨尖端与肛门连线的中点处。

【功效】清热通便、活血化瘀。主治痔疮、泄泻、便秘、腰脊痛、尾骶骨痛、腰神经痛等病症。

下肢部按摩法

下肢部位为"足三阴、足三阳"之脉的要道。每日早晚由下（三阴交穴→悬钟穴）向上（足三里穴→阳陵泉穴）或由股下段（梁丘穴→血海穴）至股上段（风市穴→环跳穴）拍打，如此反复60次，有理气活血、舒筋通络、调理脾胃的效果。

三阴交穴

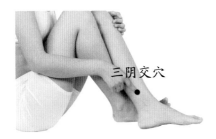

【取穴】在内踝尖直上三寸，胫骨后缘。

【功效】有健脾利湿、兼调肝肾的作用。主治月经不调、腹痛、泄泻、水肿、疝气、痛经等病症。

悬钟穴

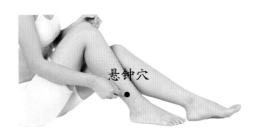

【取穴】在外踝尖上3寸，腓骨前缘，在腓骨短肌与趾长伸肌分歧部。

【功效】有泻胆火、疏筋脉的作用。主治头痛、腰痛、胸腹胀满、半身不遂等病症。

足三里穴

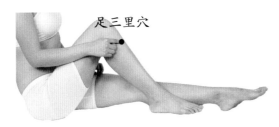

【取穴】位于外膝眼四横指，胫骨边缘，犊鼻穴下3寸。

【功效】有调理脾胃、补中益气、防病保健的作用。主治消化不良、呕吐、腹胀、肠鸣等症状。

阳陵泉穴

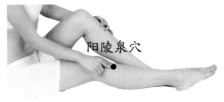

【取穴】位于小腿外侧，当腓骨小头前下方凹陷处。

【功效】有清热化湿、行血祛瘀的作用。主治下肢痿痹、膝关节炎、小儿惊风、半身不遂、破伤风等病症。

梁丘穴

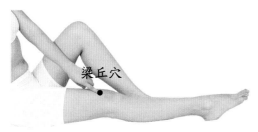

【取穴】位于伸展膝盖用力时，筋肉凸出处的凹洼；从膝盖骨外侧端，三个手指左右的上方也是该穴。

【功效】有调理脾胃的作用。主治胃痉挛、膝关节痛、腹胀、腹痛、腹泻等症状。

血海穴

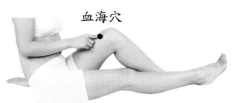

【取穴】屈膝取穴，在大腿内侧，髌底内侧端上2寸，股四头肌内侧头的隆起处。

【功效】有健脾化湿、调经统血的作用。主治崩漏、痛经、湿疹、膝痛、月经不调等病症。

风市穴

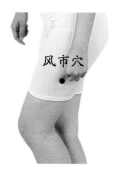

【取穴】在大腿外侧部的中线上，腘横纹水平线上7寸。

【功效】有祛风化湿、通经活络的作用。主治下肢痿痹、腰腿疼痛、骨神经痛、偏瘫、头痛等病症。

环跳穴

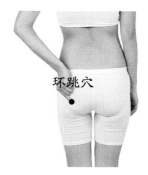

【取穴】侧卧屈股，股骨大转子最凸点与骶管裂孔连线的外1/3与中1/3交点处。

【功效】有疏经通络、健脾益气的作用。主治下肢麻痹、坐骨神经痛、脚气、感冒、风疹等病症。

常按涌泉穴，容颜不会老

涌泉穴位于足底，在足掌的前三分之一处，屈脚趾时的凹陷处便是。

涌泉穴是人体的"长寿穴"之一。俗话说："若要人安乐，涌泉常温暖。"根据调查，推搓涌泉穴疗法可以防治哮喘、腰腿酸软无力、失眠多梦、神经衰弱、头晕、头痛、高血压、耳聋、耳鸣、大便秘结等五十余种疾病。所以，涌泉穴与人体生命息息相关。

涌泉，顾名思义就是"水如涌泉"。现代人体科学研究表明，人体穴位的分布结构独特，作用玄妙。人体肩上有一个"肩井穴"，与足底涌泉穴形成一条直线，两穴是有"井"有"水"的上下呼应，从"井"上可俯视到"泉水"。有水则能生气，涌泉如山环水抱中的水抱之源，给人体形成一个强大的气场，维持着人体的生命活动。

按摩涌泉穴，有增精益髓、补肾壮阳、强筋壮骨之功。中医认为，肾是主管生长发育和生殖的重要脏器，肾精充足就能发育正常、耳聪目明、头脑清醒、思维敏捷、头发乌亮、性功能强盛。反之，若肾虚精少，则记忆力减退、腰膝酸软、行走艰难、性能力低下、未老先衰。

涌泉穴养生法由来已久，至宋代已广为盛行。在《苏东坡文集》中就有这样的记载：闽广地区很多人染有疟疾，有个武将却多年安然无恙，面色红润，腰腿轻快，后来人们发现，他每日五更起坐，两足相对，热摩涌泉穴无数次，以出汗为度。之后，很多人仿效此法，不仅很少得病，而且有多年疟疾的人也不治而愈。

按摩的方法

（1）**擦涌泉穴**：我国清代第一部外治专著《急救广生集》记载："擦足，每晚上床时，用珠算握趾，一手擦足心，如多至千数，觉足心热，将足趾微微转动，二足更番摩擦。盖涌泉穴在两足心内，摩热睡下，最能固精融血，康健延寿，益人之功甚多。"

（2）**按涌泉法**：用拇指的指腹垂直按压足心涌泉穴，按下片刻后再提起，一按一放，反复进行，以病人能耐受为度。

（3）**揉涌泉法**：用拇指、食指或中指指端放于足心涌泉穴处，来回按揉，每足心揉100次为宜。常用此法能疏通心肾，调整内脏功能；可预防感冒，降低血压，治眩晕、失眠；又可使中年人步履轻捷、足胫强健，并可促进睡眠，使大小便通畅。

晚八点按摩脾俞穴，补气养血

脾俞穴是足太阳膀胱经中的穴位，位于人体的背部，在第十一胸椎棘突下，左右旁开两指宽处。脾俞穴非常有意思，脾是脾脏，这说明这个穴位一定与脾脏有很大关系，一个与脾有很大关系的穴位为什么会跑到膀胱经上去了呢？

如果我们弄懂了"俞"字的含义，也就清楚了，"俞"同"腧"，通"输"，意思就是运送。"脾俞"的意思就是将脾脏湿热之气向外输送入膀胱经。膀胱经就像汽车的散热器，人体内的外散之热沿着它上行，冷降之液顺着它下行。人感冒发热了，多喝水多排尿，一般很快就会好起来，其原因就是体内之热顺着膀胱经散了出去。

脾俞穴是专门负责外散脾脏湿热之气的。如果脾脏的湿热之气散不出去，脾的功能就会受损，脾是气血生化之源，脾一旦受损，气血就会虚弱。所以，脾俞穴是人体内最重要的补气穴位之一。

脾俞穴就像铁路线上的一个大枢纽，这枢纽不通畅，整条铁路就会瘫痪，脾脏内的湿热之气运送不出去，时间一长，整个人都会出毛病。那么，如何保证脾俞穴的功能正常呢？最简单的方法就是：勤按摩、勤拔罐、勤艾灸。根据季节的不同，采用的方法也要有所区别。早春和晚秋最好采用拔罐；夏末和冬季则用艾灸比较好。夏冬两季进行艾灸不但可以温补脾气，还能祛湿。如果平常在家不方便拔罐和艾灸，那就选择按摩的方法，不但简单易行，还能取得同样的疗效。

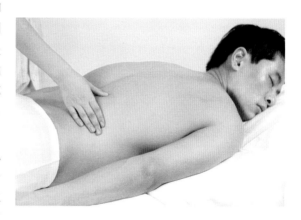

按摩的时间最好选择在每天晚上8点左右，因为这个时候转了一天的"脾气"已经有些疲弱了，此时将废气排除，补充新气，一则可以缓解白天的劳累，二则可以为第二天蓄积力量。

利用指尖，强力按压背部脾俞穴3次，每次3～5秒，然后将手按在脾胃部位，先自右向左平推30次，再自左向右平推30次。

注意：按摩时，手掌要紧贴皮肤，向下的压力不要过大。

按揉肺俞穴，理肺气，变美丽

肺俞穴在背部，第三胸椎棘突下旁开1.5寸。肺主一身之气，肺俞穴就具有调补肺气、补虚清热的功效。它主治呼吸系统疾病及与气有关的疾病，比如说哮喘、咳嗽、呕沫、腰脊痛、癫痫等。

经常按摩肺俞穴，可以宽胸理气、降逆止咳。如果能同时按摩天突穴，对治疗连续咳嗽非常有效。用手掌根按揉左右侧肺俞穴各36次，36次为一遍，再用拇指指腹向后按压天突穴36次，36次为一遍，一般揉按3～5遍即可，或揉按至局部有酸胀感也可以。咳痰时也可以按摩肺俞穴，用手指强压此穴6秒钟左右，重复做3次即可。

每位女性都希望拥有白皙美丽的肌肤，但是随着年龄的增长，中年女性的脸上就常常会出现一些斑点，为了去掉这些斑点，有些女性朋友用尽了各种方法，进美容院、进行激光祛斑、用高档化妆品，但是效果都不尽如人意。那么，应该怎么防治脸上的斑点呢？其实很简单，只要学会在肺俞穴上指压就行，简单、有效，而且绝对是免费的。

因为，中医有"肺主皮毛"一说，肺气得到调补以后，皮肤就会变得滋润，毛皮也会变得有光泽。时间长了以后，的确有美容祛斑的作用。

方法　一面吐气一面指头强压肺俞穴6秒。穴位在背部，如果不方便的话，可请他人协助。记住，每20次一组，每日应做5组。

刺激足三里穴，补中益气效果好

中医认为，人体最多气多血的经络是胃经，而足三里穴是胃经的主要穴位之一，它具有调理脾胃、补中益气、通经活络、疏风化湿、扶正祛邪之功能。刺激足三里穴，可以激发气血的生化与运行。

《黄帝内经》中说："邪在脾胃，则病肌肉痛，阳气有余，阴气不足，则热中善饥；阳气不足，阴气有余，则寒中肠鸣腹痛。阴阳俱有余，若俱不足，则有寒有热。皆调于足三里。"在人体的300多个穴位中，具有保健养生作用的首推足三里穴，因此它也被人们称为"保健穴"和"长寿穴"。此穴有健脾和胃、扶正培元、祛病延年的功效。经常按压足三里穴能调节胃液分泌，增强消化系统的功能，并能提高人体的免疫功能，延缓衰老。

民间一直流传有"常灸足三里，胜吃老母鸡"的说法，可见足三里对于强壮身体多重要。针灸或按摩足三里能治疗消化系统的常见病，如胃或十二指肠溃疡、急性胃炎、胃下垂等。它缓解急性胃痛的效果尤为明显，并且对于呕吐、呃逆、肠炎、痢疾、便秘、肝炎、胆囊炎、胆结石、肾结石绞痛以及糖尿病、高血压等也有辅助治疗作用。

这里有几个简单方便的按摩方法，如果女性朋友们每天坚持按摩，可以防病健身，使人精神焕发，精力充沛。足三里穴位于外膝眼下，四指凹陷处便是。

按摩足三里

用大拇指或中指按压足三里穴，两侧同时操作。首先，按住几秒后迅速松开；然后再按住缓慢加力，再迅速松开，松开时，手指不离皮肤，依此操作5分钟。注意，每次按压时要使足三里穴有针刺一样的酸胀、发热的感觉。

揉足三里

用大拇指或中指揉两侧足三里穴。两手按住两侧穴位，朝同一方向转动（顺时针或逆时针均可），转36圈后，再朝反方向转动。注意揉动不能太快，保持呼吸均匀和缓，两手手指要带动皮肉，不摩擦表面的皮肤。

熨足三里

将两手掌心搓热，并迅速分别贴在两侧的足三里穴上。停留5~6秒，两手沿上下方向擦动，操作5分钟左右，这时小腿会感觉热乎乎的，如果觉得热感不够，可以加长操作时间。用此方法锻炼2~3周，可改善胃肠功能，使人精神焕发、精力充沛。

对于体形较胖，体内寒湿或痰湿较重的人，最适合的办法是艾灸足三里，每次15分钟，一天一次即可，采取隔姜灸更好，不易烫伤。一般捏取5~7个艾柱就可以了。

补血找血海，补气找气海

血海就是说气血充盈如大海。血海穴是脾经所生之血聚集之处，有化血为气、运化脾血之功能，是人体足太阴脾经上的重要穴位之一，"缘何血海动波澜，统血无权血妄行。"它还有引血归经、治疗血证的功效。其实在古代，人们就在不经意间发现刺破这个地方可以祛除人体内的瘀血，并促生新血。

血海穴与月经有一定的关系。它是女性调血的大穴。如果女人的月经量过多或者不足，都可以通过血海穴来调理。女人在来例假的前几天开始按摩血海穴，再配合着按摩三阴交穴和太溪穴，可以非常有效地控制痛经和经量过多或者过少的情况。如果在痛经的同时还会呕吐，可以在按摩血海的同时，按摩足三里，能够立刻缓解痛苦。如果觉得按摩需要耗费比较大力气的话，可以用双手拍打血海穴，每次拍打10秒，连续拍打三五次，可以有效治疗月经不调和痛经，以及因为气血瘀滞引起的肥胖等症。每天上午9～11点刺激效果最好，这个时辰是脾经经气的旺时，人体阳气处于上升趋势，所以直接按揉就可以了，每侧3分钟，力量不宜太大，以穴位处有酸胀感即可，要以"轻柔"为原则。晚上9～11点再进行艾灸。

有关节痛的患者，也可以按摩血海穴。因为脾经正好经过膝盖，而血海穴恰好位于膝盖上方外侧，按摩血海穴刺激脾经，就可以使膝盖部位气血充盈，气血通畅可以有效缓解疼痛和其他的症状。

气海穴是补气的要穴。气海，任脉水汽在此吸热后汽化胀散，从而化为充盛之气，因此，本穴如同气之海洋，所以得名气海。前人有"气海一穴暖全身"的说法，是说气海穴具有温阳益气、化湿理气的作用。

气海穴在肚脐直下大约一寸半，中医认为此处是人体之中央，是生气之源，人体的真气由此而生，所以对于阳气不足、生气乏源所导致的虚寒性疾病，气海穴往往具有温阳益气、扶正固本、培元补虚之功效。我们常说的下沉丹田，实际上就是指以气海穴为中心的一定区域。经常按摩气海穴，能使百体皆温、脏腑皆润，促进肠胃蠕动、气血顺畅，强化肝脏及消化系统功能。

按摩的方法

血海穴：以大拇指掐按左右腿的穴位100～200次，以感到酸胀为宜。

气海穴：先以右手掌心紧贴气海穴，按顺时针方向分小圈、中圈、大圈，按摩100～200次。再以左手掌心按逆时针方向如前法按摩，动作要轻柔缓慢，按摩至有热感为宜。

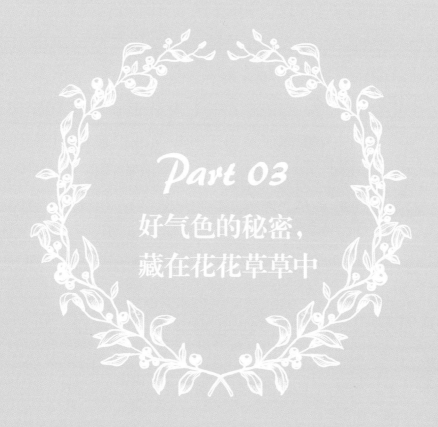

Part 03

好气色的秘密，
藏在花花草草中

很多花草在中医师手中也是常见的药材，
具有清热解毒、活血化瘀、
行气解郁等不同的养生功效。
女性气滞很容易引发血瘀，
进而导致月经不顺、乳房胀痛、
色斑、肥胖等各种恼人的问题。
如果能正确地选择一款适合自己的花草茶，
从内而外地调理气滞血瘀，
就能轻松甩掉烦恼，享受健康与快乐。

玫瑰花 【理气活血】

改善气血的最佳中药材，综合调理身心，女性最爱。

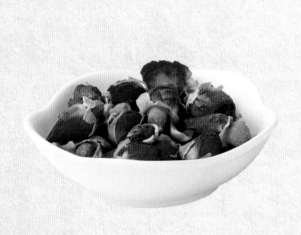

性味归经：

性温，味甘、微苦，无毒。入肝、脾、胃经。

功效主治：

疏肝解郁、行气散瘀。可治乳房胀痛，月经不调，赤白带下，胁肋胀痛，泄泻，痢疾，跌打损伤，风痹，痈肿。

注意事项：

阴虚火旺者慎服。

花草解读

理气 玫瑰花的药性非常温和，能够温养人的心肝血脉，舒发体内郁气，《本草纲目拾遗》说："玫瑰露气香而味淡，能和血平肝，养胃宽胸散郁。"

散瘀 玫瑰花含有丰富的维生素和矿物质成分，具有活血散瘀的作用，长期饮用玫瑰花茶能够驱散体内的瘀血，令人面色红润，对面部色斑也有明显的改善作用。

调经 玫瑰花具有调经止痛的作用，女性常饮玫瑰花茶可以改善经期情绪低落、小腹疼痛等不适，但玫瑰花具有活血作用，月经量过多者在经期不宜饮用。

镇静 玫瑰花能起到镇静、安抚、抗抑郁的功效。在工作和生活压力越来越大的今天，即使不是月经期，也可以多喝点玫瑰花，有助于安抚、稳定情绪。

百变花草茶

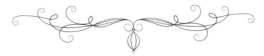

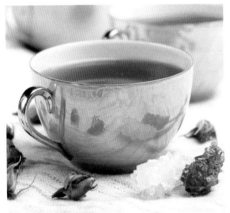

荷叶玫瑰花茶

● 玫瑰花15克，干荷叶碎10克，蜂蜜适量

将玫瑰花、干荷叶碎放入茶壶中，注入开水，冲泡至色深味浓，滤出茶汤，饮用前加入蜂蜜调味，味道更好。

▶ 此款茶能理气解郁、活血化瘀，还能消脂瘦身，适合气滞血瘀、月经不顺、肥胖、皮肤油腻的女性饮用。

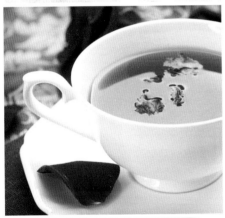

桂圆枸杞玫瑰茶

● 玫瑰花10克，枸杞8克，桂圆8克

将枸杞、桂圆洗净，和玫瑰花一起放入茶杯中，注入开水，泡5~10分钟即可饮用，可续水3~4次，泡至味淡。

▶ 桂圆是补气佳品，枸杞有补肝的作用，二者搭配玫瑰花一起饮用，对于肝郁导致的气郁、气滞、气虚有很好的调理作用。

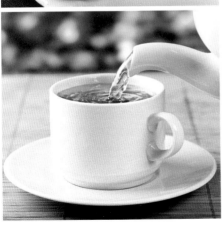

玫瑰苹果茶

● 玫瑰花15克，苹果100克

苹果去皮、核，切成小块，放入砂锅中，加水煮10分钟，放入玫瑰花，关火后闷泡2分钟，滤出茶汤，盛入茶杯中即可。

▶ 苹果含有铜、碘、锰、锌、钾等元素，具有健脾益胃、养心益气等功效，搭配玫瑰花一起饮用，有很好的理气、益气功效。

茉莉花 【开郁和中】

经典中式花香，解郁佳品，被誉为"春天的气味"。

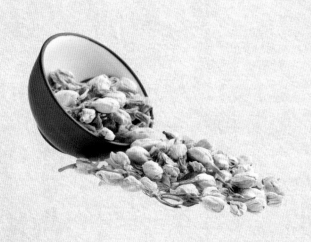

性味归经：

性温，味辛、微甘。入肝、脾、胃经。

功效主治：

理气开郁、辟秽和中。可治湿浊中阻，脘腹闷胀，泄泻腹痛，头晕头痛，目赤肿痛，迎风流泪，耳心痛，疮毒。

注意事项：

燥结便秘者忌服。

花草解读

开郁 茉莉花所含的挥发油性物质，具有行气止痛、解郁散结的作用，可缓解胸腹胀痛、下痢里急后重等病状，为开郁、止痛之食疗佳品。

辟秽 茉莉花香气浓郁，有"辟秽和中"的功效。《随息居饮食谱》中说它能"和中下气，辟秽浊。治下痢腹痛。"腹泻、腹痛时可适量饮用些茉莉花茶。

抗菌 茉莉花对多种细菌有抑制作用，内服外用皆可，可治疗目赤、疮疡、皮肤溃烂等炎性病症，并对痢疾、腹痛、结膜炎及疮毒具有很好的消炎解毒作用。

明目 茉莉花中的有效成分可以减轻肝脏的负担，加强肝脏的解毒功能。中医认为肝"其华在目"，因此常饮茉莉花茶能清肝明目，让你的眼睛更加炯炯有神。

百变花草茶

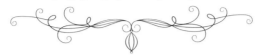

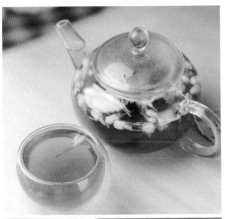

茉莉柠檬红茶

● 茉莉花10克，柠檬2片，红茶包1个

将红茶包放入茶壶中，注入开水，泡2分钟，再放入茉莉花，盖上盖，闷泡5分钟，最后放入柠檬片，静置1~2分钟即可倒出饮用。

▶ 红茶具有极佳的暖身作用，搭配温性的茉莉花，更能理气解郁，对寒性气滞血瘀有一定的调理作用，尤其适合女性饮用。

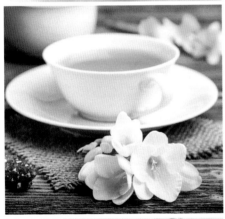

桂花茉莉健胃茶

● 茉莉花15克，桂花8克，蜂蜜适量

将茉莉花、桂花放入茶壶中，注入开水，泡5~10分钟，滤出茶汤，饮用前加入适量蜂蜜调味，味道更好。

▶ 桂花性温味辛，具有健胃、暖胃、生津、化痰的作用；茉莉花具有理气和中的作用，能促进胃的消化吸收，缓解胃痛。此款茶对寒性腹痛、腹泻有很好的疗效。

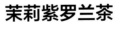

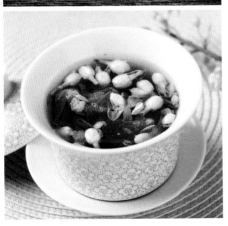

茉莉紫罗兰茶

● 茉莉花15克，紫罗兰10克

将茉莉花、紫罗兰放入茶杯中，注入少许开水，冲洗一下，滤出水分，再注入适量开水，盖上杯盖，泡约5分钟即可。

▶ 紫罗兰茶性温和，可以消除疲劳、润喉、排毒、调气血，搭配茉莉花一起饮用，能有效改善气血运行状况，滋养肌肤。

TOP 03

薄荷 【疏肝行气】

不仅有沁人心脾的味道，还具有与众不同的功效。

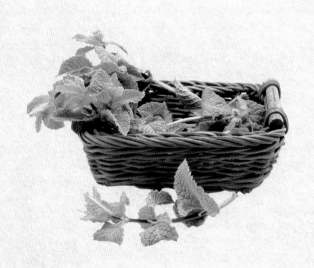

性味归经：

性凉，味辛。入肝、肺经。

功效主治：

宣散风热、疏肝解郁。可治风热感冒，上呼吸道感染，急慢性咽喉炎，鼻炎，过敏性皮炎，湿疹，头痛，牙痛等。

注意事项：

体虚多汗者忌服。

花草解读

解热	中医认为，薄荷"性凉味辛，有宣散风热、清头目、透疹之功"。少量薄荷能兴奋中枢神经，使周围毛细血管扩张而散热，促进汗腺分泌而发汗，因此有降低体温的作用。
抗炎	薄荷含有儿茶萘酚酸，它是有效的抗炎剂，能抑制3-α羟基类固醇脱氢酶，在降低体温的同时消除炎症。
止痛	将鲜薄荷叶揉碎，把汁液涂在擦伤、晒伤部位，有很好的消肿止痛效果。用干薄荷叶泡澡，能够缓和肩膀酸痛和神经痛。轻微牙疼时，嚼薄荷叶也有帮助。
疏肝	近代名医张锡纯说："薄荷气味近于冰片，最善透窍。若少用之，亦善调和内伤，治肝气胆火郁结作痛。"薄荷在临床上尤其适合治疗肝郁型气滞。

百变花草茶

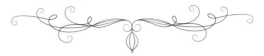

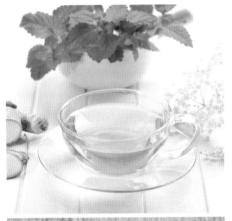

生姜蜂蜜薄荷茶

● 薄荷叶10克，生姜8克，蜂蜜1大匙

将新鲜的生姜洗净，带皮一起切成薄片，放入茶壶中，再放入洗净的薄荷叶，注入开水，泡5分钟，倒入茶杯中，调入蜂蜜即可饮用。

▶ 生姜中含有姜辣素，能够有效改善血液循环，驱散体内的寒气，搭配具有宣散解表作用的薄荷，很适合气滞者饮用。

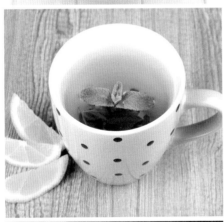

乌龙薄荷茶

● 乌龙茶5克，薄荷叶3克，柠檬汁少许

将乌龙茶放入茶杯中，注入少许开水，冲洗一下，滤出茶汤，再次注入开水，放入薄荷叶，泡3分钟，挤入柠檬汁即可饮用。

▶ 此款茶非常适合夏季饮用，不仅能清咽利喉，还有促进消化、加速脂肪分解的作用，可改善食欲不振，疏肝理气。

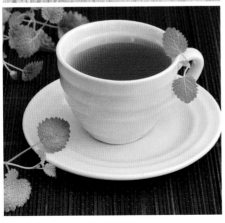

鲜果薄荷茶

● 苹果50克，猕猴桃45克，菠萝55克，红茶叶3克，薄荷叶7克

将水果洗净，去皮，切成小块，和红茶叶、薄荷叶一起放入茶壶中，注入适量开水冲洗一下滤出，再次注入开水，泡3分钟即可倒出饮用。

▶ 薄荷具有疏肝解郁的作用，各种鲜果也有助于肝脏排出毒素，搭配温性的红茶一起饮用更能防止脾胃受寒。

陈皮 【理气健脾】

排出肠道中的积气，胃口不好时的首选茶品。

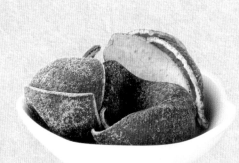

性味归经：

性温，味苦。入肺、脾经。

功效主治：

理气健脾、燥湿化痰。可治湿阻中焦，脘腹胀满，食少吐泻，便溏泄泻，咳嗽痰多，以及脾虚引起的消化不良。

注意事项：

阴虚火旺者慎服。

花草解读

下气　橘皮辛散通温，气味芳香，长于理气，能入脾肺，故既能行散肺气壅遏，又能行气宽中，用于肺气壅滞、胸膈痞满及脾胃气滞、脘腹胀满等症。

消食　陈皮所含挥发油，对胃肠道有温和的刺激作用，可促进消化液的分泌，有增强食欲、改善消化不良的作用。陈皮泡茶，适宜脾胃气滞、脘腹胀满之人饮用。

燥湿　陈皮气味芬芳，辛散通温，可燥湿化痰、行气宽中，除了入药外，陈皮在天气潮湿的南方也被作为食材、调味品广泛使用，在夏季食用可有效祛湿健脾。

祛痰　陈皮所含挥发油有刺激性的被动祛痰作用，能使痰液易咳出。此外，陈皮煎剂对支气管有微弱的扩张作用，其醇提物的平喘效果较好，适用于肺部不适。

百变花草茶

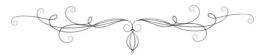

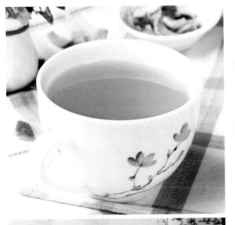

陈皮蜜茶

● 陈皮10克，蜂蜜1大匙

将陈皮用水泡开，用剪刀剪成小块，放入砂锅中，注入适量清水，煮10分钟至有效成分析出，盛入茶杯中，调入蜂蜜即可。

▶ 陈皮辛散通温，气味芳香，长于理气，能入脾肺，行散肺气壅遏，适用于肺气壅滞、胸膈痞满及脾胃气滞、脘腹胀满等症。

陈皮生姜甘草茶

● 陈皮3克，生姜10克，甘草6克

陈皮、甘草洗净，生姜切成片，一起放入砂锅中，倒入适量清水，煮15分钟至其析出有效成分，盛入茶杯中即可饮用。

▶ 陈皮理气导滞，生姜温补祛寒，甘草调和药性。三者一起煮茶饮用，可调理脾胃气滞、寒凝气滞等不适。

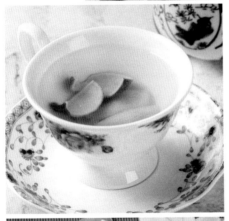

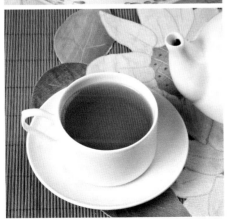

陈皮大枣茶

● 陈皮4克，大枣15克

砂锅中注入适量清水烧开，放入洗净的陈皮、大枣，煮15分钟，至其析出有效成分，盛入茶杯中即可饮用。

▶ 此款茶能消食导滞、活血化瘀，还能补充气血、美容养颜，适合气滞血瘀、脾胃气滞、月经不顺的女性饮用。

山楂 【活血化瘀】

改善全身血液循环，为气的顺畅运行扫清障碍。

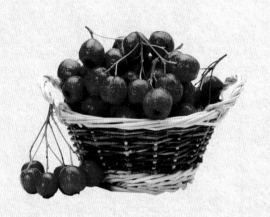

性味归经：

性微温，味酸、甘，无毒。入
脾、胃、肝经。

功效主治：

消食积，散瘀血，驱绦虫。可
治一切食积，诸滞腹痛，痢疾
赤白相兼，肠风，腰腿痛，寒
湿气小腹疼，产妇恶露不尽。

注意事项：

脾胃虚弱者慎服。

花草解读

活血 山楂泡水喝对于身体能够起到活血化瘀的作用，特别适合属于血瘀型痛经的女
性。很多女性在月经期间容易出现痛经的情况，服用山楂水能够改善症状。

消食 山楂含多种有机酸，泡水饮用后可以增强胃液酸度，提高胃蛋白酶活性，促进
蛋白质的消化；山楂中还含有脂肪酶，能促进脂肪的消化。

降脂 山楂黄酮可显著降低高血脂患者的血清总胆固醇、低密度脂蛋白胆固醇的浓
度，有很好的降血脂作用，长期饮用还有助于瘦身。

抑菌 山楂对志贺菌属、变形杆菌、大肠埃希菌、金黄色葡萄球菌等有较强的抑菌作
用，饮山楂水对于细菌导致的腹泻、腹痛有很好的缓解作用。

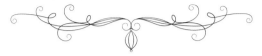

百变花草茶

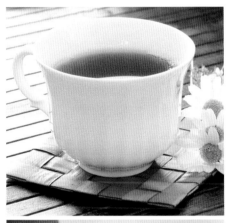

双花山楂茶

● 玫瑰花15克，菊花10克，山楂干25克

将三种材料用清水洗净，捞出沥干，放入砂锅中，倒入适量清水，煮20分钟至其析出有效成分，盛入茶杯中即可。

▶ 此款茶中，山楂和玫瑰花都有活血散瘀的作用，菊花能清热解毒、清肝明目，一起饮用调理气滞血瘀的功效更佳。

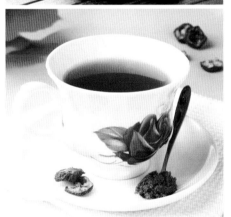

红糖山楂茶

● 山楂干30克，红糖20克

山楂干洗净，放入茶壶中，注入开水，泡10~15分钟，或者放入砂锅中煮5分钟，倒入茶杯中，加入红糖拌匀即可。

▶ 山楂有消食健胃、行气、活血散瘀的功效，所含的黄酮类物质能舒张外周血管，搭配红茶饮用更有祛寒作用。

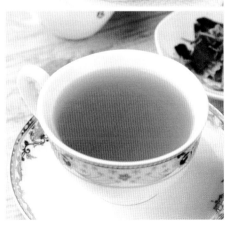

桑菊银花山楂茶

● 山楂干15克，桑叶7克，菊花、金银花各5克

砂锅中注入适量清水烧开，放入山楂干、桑叶、菊花、金银花，搅拌均匀，盖上锅盖，煮20分钟，将茶汤盛入杯中即可。

▶ 此款茶能够利水清脂，常饮有助于降低血液黏稠度，强化毛细血管，尤其适合有色斑、水肿、血脂高的女性饮用。

川芎 【行气活血】

昔人谓之"血中之气药",解郁、活血、止痛首选。

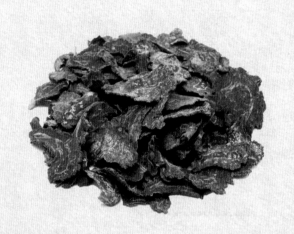

性味归经:

性温,味辛。入肝、胆、心经。

功效主治:

行气开郁、活血止痛。可治月经不调,痛经,经闭,难产,产后恶露腹痛、肿块,心胸胁疼痛,跌打损伤、肿痛等。

注意事项:

月经过多者忌服。

花草解读

| 行气 | 川芎为行气要药,辛温香燥,气香升散,走而不守,可用于胆囊炎之上腹胁肋胀痛,也可用于胃炎之上腹胀痛、吐酸烧心等症。 |

| 散瘀 | 川芎具有活血散瘀的功效,适用于气血瘀滞所致的疾病,如血热导致的月经先期、量多色红,产后腹痛,局部肿痛等,是治疗妇科疾病常用的药材之一。 |

| 祛风 | 川芎具有祛风止痛的作用,可用于治疗感冒头痛,属于风寒感冒者,可与荆芥、防风、白芷同用;属于风热感冒者,可与菊花、薄荷同用。 |

| 镇静 | 研究表明,川芎的挥发油对中枢神经具有明显的镇静作用,能够舒缓神经、促进睡眠,此外,川芎还具有一定的降压、抗平滑肌痉挛的作用。 |

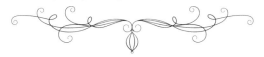

百变花草茶

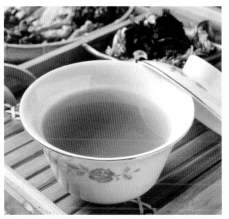

银杏叶川芎红花茶

● 川芎10克，银杏叶5克，红花4克

砂锅中注入适量清水烧开，放入川芎、银杏叶、红花，搅散，盖上盖，煮5~10分钟至其析出有效成分，盛入杯中即可。

▶ 此款茶中川芎、红花具有活血化瘀的作用，银杏叶可改善心血管及周围血管循环功能，降低血液黏稠度，调理气滞血瘀。

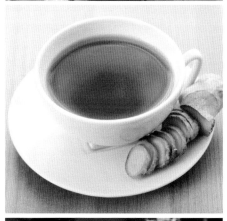

生姜紫苏川芎茶

● 川芎10克，生姜10克，紫苏10克，陈皮10克，鲜菖蒲10克

生姜、陈皮、鲜菖蒲切成丝，紫苏叶切碎。将所有材料和细茶一起焙干，取适量放入砂锅中以水煎汁，饭前热服。

▶ 此款茶能行气和血、疏风止痛，可用于治疗风寒感冒，头痛鼻塞，身体拘急，畏寒畏风，饮用时加葱白效果更佳。

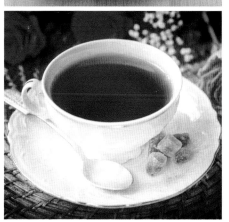

川芎调经红茶

● 川芎6克，红茶6克

将川芎、红茶放入茶壶中，冲入适量沸水，闷泡15分钟后，将茶汤倒入茶杯中，分2~3次温饮，每天一壶。

▶ 川芎味辛性温，善于行气开郁止痛，此款调经茶可缓解经前腹痛，经行不畅，闭经不行，产后郁怒引起的胁腹胀痛等。

香附 【理气解郁】

"气病之总司，女科之主帅"，调理气郁所致的疼痛。

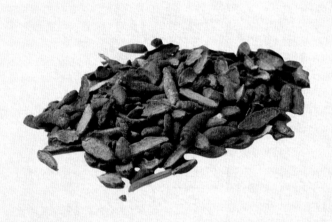

性味归经：

性平，味辛、微苦、微甘。入肝、脾、三焦经。

功效主治：

疏肝解郁，理气宽中。可治肝郁气滞，胸胁胀痛，疝气痛，乳房胀痛，脾胃气滞，腹胀，月经不调，经闭痛经。

注意事项：

血虚内热者忌服。

花草解读

解郁 香附有理气解郁的功效，可治疗气郁引起的疼痛，如属肝郁所致肋痛，多见于慢性肝炎；胃脘气痛，兼有吞酸呕吐，嗳气食少，胁痛。

调经 可用于肝气郁结、寒凝气滞所致的月经不调、小腹胀痛，对与神经精神因素（如情绪抑郁或暴躁、精神紧张）有关的月经疼痛更适宜。

镇痛 实验表明，给小鼠皮下注射20%香附的醇提取物，能明显提高小鼠的痛阈。香附中的有效成分对于女性经期疼痛具有明显的缓解作用。

宁神 香附能够安神，对于浮躁的心情导致的肝气郁结、心烦意乱，饮用香附茶可以起到稳定情绪、宁心安神的作用。

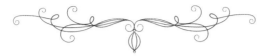

百变花草茶

玫瑰香附茶

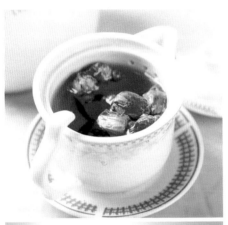

● 玫瑰花5克，香附3克，冰糖少许

取一个茶杯，放入香附、玫瑰花、冰糖，注入适量开水，盖上盖，泡约10分钟至其析出有效成分，趁热饮用即可。

▶ 此款茶可疏肝理气，有养肝护肝的作用，对于肝气郁结所致的胃腹胀痛、月经不顺均有一定的疗效。

夏枯草香附甘草茶

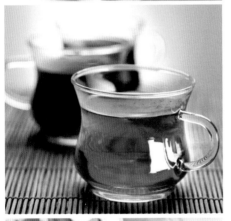

● 夏枯草6克，香附7克，甘草3克

砂锅中注入适量清水烧热，倒入洗净的夏枯草、香附、甘草，搅匀，盖上盖，煮约30分钟，将茶汤滤入杯中即可。

▶ 此款茶中香附可疏肝解郁、理气止痛，与夏枯草、甘草合用，能护肝明目，治疗眼睛胀痛、昏花，加入菊花效果更佳。

山楂香附茶

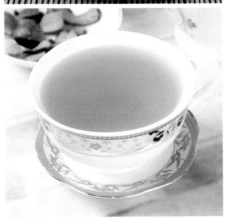

● 鲜山楂30克，香附7克，川芎5克

山楂去除头尾，切取果肉，放入砂锅中，再放入香附、川芎，注入适量清水，煮10分钟，盛出茶汤趁热饮用。

▶ 此款茶中的山楂、香附、川芎都是行气理气、活血化瘀的佳品，一起饮用可以调理气滞血瘀导致的各种不适，尤其适合痛经的女性饮用。

当归【补血调经】

被称为"补血第一药",女性必备的养血调经之品。

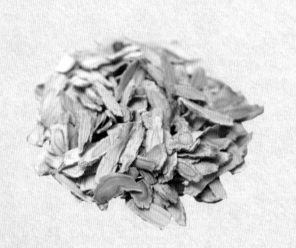

性味归经:

性温,味甘、辛。入肝、心、脾经。

功效主治:

补血和血,调经止痛。可治月经不调,经闭,痛经,崩漏,虚寒腹痛,肌肤麻木,肠燥便难,赤痢后重,跌打损伤。

注意事项:

大便溏泻者慎服。

花草解读

补血 当归味甘而重,故专能补血,适用于心肝血虚证所致的面色苍白或萎黄、倦怠乏力、唇甲浅淡无华、头晕目眩、心悸失眠等症。

调经 当归气轻而辛,故又能行血,既可通经调经,又能活络止痛,尤其适合女性食用,特别适合月经不调、痛经、血虚闭经等病症,被古人称为"妇科圣药"。

通便 中医认为精血同源,血虚者津液也不足,肠液亏乏易致大便秘结。当归可润肠通便,常与麻仁、苦杏仁、大黄合用治疗血虚便秘。

抗衰 当归可广泛用于各种肿瘤,尤其是妇科肿瘤,对于气血停滞、瘀血凝聚者最为适宜。血虚赢瘦的中晚期癌症或手术、放化疗后正气虚弱者亦可选用。

百变花草茶

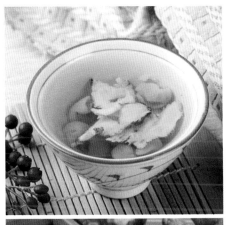

当归桂圆茶

● 当归8克，桂圆肉25克

砂锅中注入适量清水烧开，放入当归、桂圆肉，搅匀，盖上盖，小火煮20分钟，盛出茶汤装入碗中，趁热饮用即可。

▶ 当归能补血调经、活血止痛，桂圆可气血双补、安神定志，此款药茶适合月经量少、面色淡白的女性饮用。

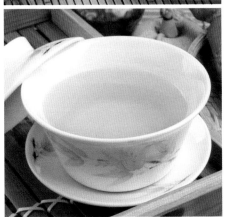

当归党参枸杞茶

● 当归10克，党参15克，枸杞8克

砂锅中注入适量清水烧开，放入当归、党参、枸杞，搅匀，盖上盖，小火煮20分钟，盛出茶汤趁热饮用即可。

▶ 党参具有补中益气、健脾益肺的功效，当归可补血调经，枸杞滋阴明目，此款药茶适合肝气郁滞的女性饮用。

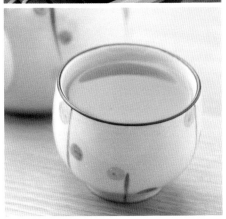

黄芪当归茶

● 当归6克，黄芪30克

将当归、黄芪放入砂锅中，注入适量清水，三煎三煮，将三次煎煮的茶汤混在一起，趁热饮用即可。

▶ 黄芪为补气要药，当归为补血要药，此款茶具有气血双补的效果，适合气血虚弱、久病初愈的女性在非经期饮用。

红花 【活血止痛】

以"通"为补，通则不痛，适合气滞血瘀体质。

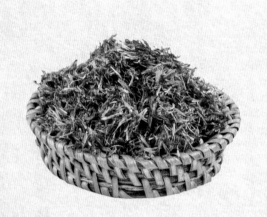

性味归经：

性温，味辛。入心、肝经。

功效主治：

活血通经，散瘀止痛。可治经闭，痛经，恶露不行，胸痹心痛，瘀滞腹痛，胸胁刺痛，跌打损伤，疮疡肿痛。

注意事项：

孕妇忌用。

花草解读

散瘀 古人有瘀血在体内时，常取红花一小把，以纱布包起，煮开后泡脚，一天两次，能够加速脚部血液循环，适用于各种静脉曲张、腿脚麻木等瘀血症。

活血 红花的功效主要是活血通经，用于血瘀经闭、痛经、腹中包块等症，常与桃仁、当归、川芎、生地黄、赤芍药等同用，称为桃红四物汤。

调经 红花性温，具有调经止痛的作用，可用于闭经、痛经、恶露不尽等。但红花能活血下气，还能刺激子宫收缩，因此月经过多者不宜服用红花。

祛斑 红花能够帮助驱散皮肤的瘀血，具有祛斑的作用，同时调节人体内分泌，加速人体新陈代谢，排除体内毒素，为新细胞再生创造一个最好的环境。

百变花草茶

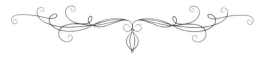

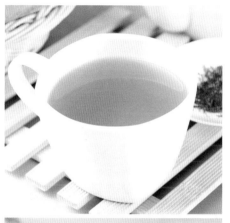

红花活血茶

● 红花15克，冰糖20克

将红花放入盛有水的碗中，搅拌片刻，清洗掉杂质，滤出红花，倒入养生壶中，加入0.4升清水，煮10分钟，再放入冰糖煮至溶化即可。

▶ 红花茶能通过活血化瘀，加速血液循环，促进新陈代谢，加速毒素的排出和黑色素的分解，有祛斑、美白的作用。

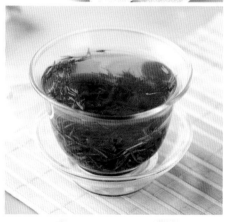

红花绿茶

● 绿茶叶4克，红花3克

取一个干净茶杯，放入绿茶叶、红花，注入少许开水，清洗一遍，洗去杂质，再次注清水至八九分满，盖上盖，泡3分钟即可饮用。

▶ 红花可活血化瘀，绿茶具有降脂作用，此款茶可调理气滞血瘀导致的身体肥胖、胸闷刺痛、脘痞腹胀等。

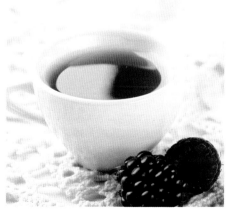

桑葚红花茶

● 桑葚15克，红花15克，玫瑰花10克

将桑葚、红花、玫瑰花一起放入茶壶中，冲入开水，泡5~10分钟，滤出茶汤，趁热饮用即可。

▶ 此款茶有滋阴活血、补肝益肾、通经止痛、美容养颜的功效，可用于调理女性闭经、痛经等症状，但孕妇不宜饮用。

益母草 【活血调经】

素有"经产良药"之美称，是女性离不开的草药。

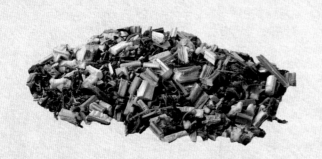

性味归经：

性微寒，味辛、苦。入心、肝、膀胱经。

功效主治：

活血化瘀、利水消肿。可治月经不调，痛经，闭经，恶露不尽，瘀血腹痛，尿血，泻血，水肿尿少，急性肾炎水肿。

注意事项：

脾胃不佳者慎服。

花草解读

调经 益母草具有活血祛瘀的功效，所以常用于调理月经。女性经期月经量少、有血块等，可以在月经来潮之前服用益母草汤，可有效化瘀调经。

美容 益母草通过活血散瘀的作用，对改善某些由血瘀导致的美容问题也有一定的帮助，如色斑、粉刺等，可以外敷使用，也可配伍其他药材一起内服。

抗老 现代研究证明，益母草中含多种生物碱、维生素、微量元素，以及黄酮类等成分，这些成分能增强免疫力和细胞活力，有抗氧化、防衰老、抗疲劳等作用。

消肿 益母草具有利水消肿的作用，能帮助身体排出多余的水分，防止水肿的出现，尤其适合在湿气大的季节食用，同时，益母草还具有一定的清热解毒功效。

百变花草茶

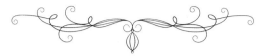

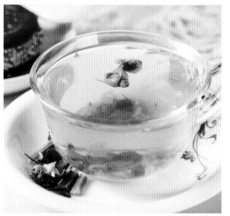

玫瑰益母草调经茶

● 玫瑰花3克，益母草7克

砂锅中注入清水烧开，倒入洗净的益母草，中火煮10分钟。取一茶杯，放入玫瑰花，将砂锅中的药汁滤入杯中，泡1分钟即可饮用。

▶ 玫瑰有疏肝理气的功效，而益母草也是一味妇科良药，玫瑰花性温，益母草性微寒，二者相配，使这款茶功效更平和。

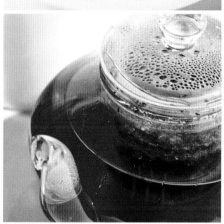

红糖益母草茶

● 益母草10克，红糖15克

将益母草洗净，放入茶壶的滤网中，将红糖放入茶壶中，冲入适量开水，泡5~10分钟，滤出茶汤趁热饮用即可。

▶ 益母草具有活血化瘀、利水消肿、清热解毒、延缓衰老等功效，加入红糖可中和寒性。此款茶适合瘀血、经量少的女性饮用。

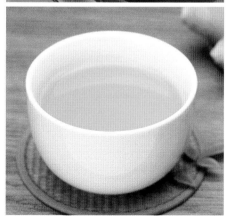

益母草生姜茶

● 益母草8克，生姜10克

生姜洗净，带皮一起切成薄片，和洗净的益母草一起放入砂锅中，注入适量清水，煮20分钟，滤出茶汤即可。

▶ 生姜中所含的姜辣素能促进血液循环，温热身体，益母草可以使血气顺畅，经血排得更干净，此款茶适合月经结束后3~5天饮用。

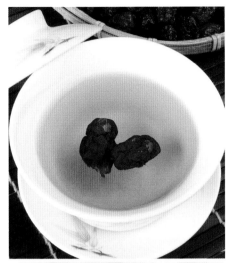

益母草大枣茶

● 益母草7克，大枣20克

砂锅中注入适量清水烧开，将洗净的益母草放入隔渣袋中，和大枣一起放入砂锅，煮20分钟，盛入茶杯中即可。

▶ 大枣有补中益气、养血安神的作用，此款茶具有温经养血、去瘀止痛的功效，适用于血虚寒凝型月经不顺者饮用。

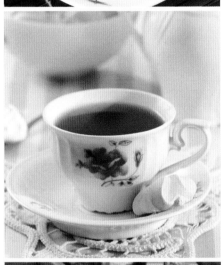

红花益母草茶

● 红花10克，益母草10克

将红花、益母草放入盛有水的碗中，搅拌片刻，清洗掉杂质，滤出材料装入隔渣袋中，放入砂锅中加清水煮10分钟即可。

▶ 红花和益母草都具有活血调经的作用，一起饮用可以加强功效，适合月经量少、闭经者饮用，经量多者不宜饮用。

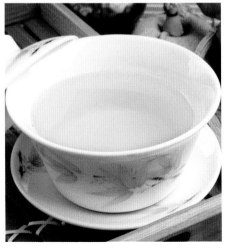

益母祛瘀茶

● 益母草15克，当归20克

将益母草、当归洗净，放入砂锅中，注入适量清水，煮20分钟至其析出有效成分，盛入杯中即可饮用。

▶ 益母草可祛瘀、活血调经，当归可活血补血，调经止痛，散寒消肿，二者配伍合用，可增强活血化瘀、调经止痛的功效。

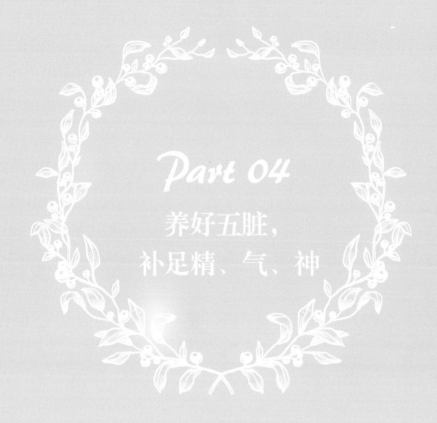

Part 04

养好五脏，
补足精、气、神

中医认为，人以五脏为中心。五脏是
生化和储藏气血、津液、精气等精微物质的场所，
是维持复杂生命活动的主体。
所以养生之术，实乃养脏之术。
《灵枢·本神》曰："故智者之养生也，
必顺四时适寒温（注意肺气的调养），
和喜怒（注意肝气的调养）而安居处（注意脾气的调养），
节阴阳（注意肾气的调养）而调刚柔（注意心气的调养），
如是则僻邪不至，长生久视。"
如果五脏安和，人体精、气、神则充足。

心主血脉，
是人体气血的"循环机"

心主血脉，指心有主管血脉和推动血液循行于脉中的作用，包括主血和主脉两个方面。血就是血液。脉，即是脉管，又称经脉，为血之府，是血液运行的通道。心脏和脉管相连，形成一个密闭的系统，成为血液循环的枢纽。心脏不停地搏动，推动血液在全身脉管中循环无端，周流不息，血液循环的动力，是人体气血的"循环机"。

心要完成主血脉的生理功能，必须具备两个条件：

其一，心之形质无损与心之阳气充沛。心气与心血、心阳与心阴既对立又统一，构成了心脏自身的矛盾运动，以维持心脏的正常生理功能。心脏的正常搏动，主要依赖于心之阳气作用。心阳气充沛，才能维持正常的心力、心率和心律，血液才能在脉内正常地运行。

其二，血液的正常运行，也有赖于血液本身的充盈和脉道的滑利通畅。所以，心阳气充沛，血液充盈和脉道通利，是血液运行的最基本的前提条件。其中任何一个因素异常，都可改变血液循行状态。

中医讲，治病、美容、养生、养颜密不可分，牵一发而动全身，只有心血旺、内脏功能正常才能让人容光焕发，所以美容养颜需养心养血，对于处在经期、孕期、产前产后的女人更应该得到特别的呵护，养心养血最宜用食养，可多食用如小米、大米、芹菜、黄豆、胡萝卜、白萝卜、海带、黑木耳、香菇、瘦猪肉、牛肉、羊肉、猪肝、鸡肉、牛奶、猪心、鸡蛋、鹌鹑、大枣、桑葚、葡萄、桂圆等食物，还可适当结合人参、当归、阿胶、茯苓、灵芝、丹参等中药材，益气补血，让女性拥有健康和美丽。

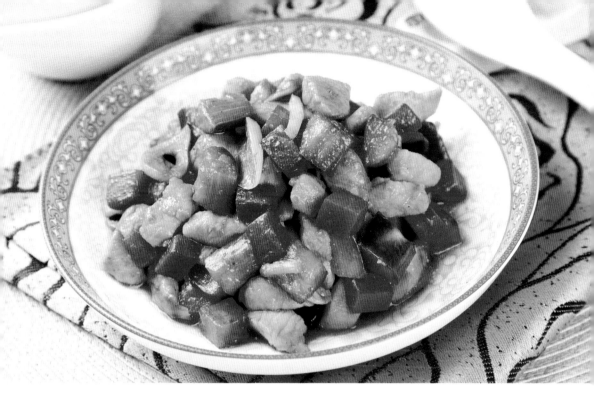

【 胡萝卜鸡肉茄丁 】

原 料

去皮茄子100克，鸡胸肉200克，去皮
胡萝卜95克，蒜片、葱段各少许

调 料

盐2克，白糖2克，胡椒粉3克，蚝油5
克，生抽、水淀粉各5毫升，料酒10毫
升，食用油适量

做 法

1 洗净去皮的茄子切丁；洗净去皮的
胡萝卜切丁；洗净的鸡胸肉切丁。

2 鸡肉丁装碗，加入1克盐、5毫升料
酒、水淀粉、食用油，拌匀，腌渍
至入味。

3 用油起锅，倒入鸡肉丁，翻炒至转
色，盛出，装盘。

4 另起锅注油，倒入胡萝卜丁，炒
匀，放入葱段、蒜片，炒香，加入
茄子丁，炒至食材微熟，加入5毫升
料酒、清水、1克盐，搅匀，焖至食
材熟软，倒入鸡肉丁、蚝油、胡椒
粉、生抽、白糖，炒至入味，盛出
炒好的菜肴，装盘即可。

养心功效 ————————

茄子含有蛋白质、维生素P、钙、磷、
铁等营养成分，具有延缓衰老、清热解
毒、降低胆固醇含量、降血压等功效。

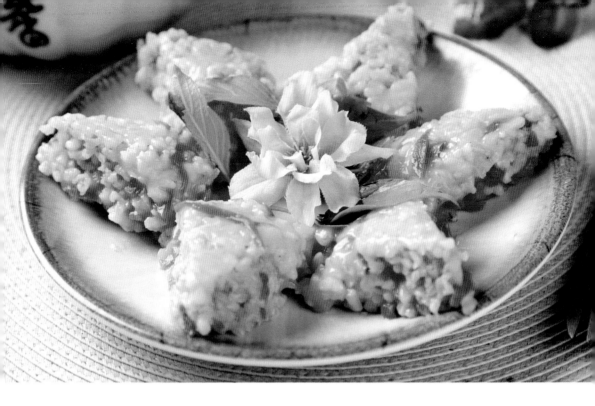

【 糙米胡萝卜糕 】

原 料

去皮胡萝卜250克，水发糙米300克，
糯米粉20克

做 法

1 洗净的胡萝卜切细条。

2 取碗，倒入胡萝卜条、糙米、糯米
粉，加适量清水，拌匀后盛入备好的
碗中。

3 蒸锅注清水烧开，放入上述拌匀的
食材，蒸30分钟至熟透。

4 取出蒸好的糙米胡萝卜糕，凉凉后
倒扣在盘中，将糕点切成数块三角
形，摆放在另一盘中即可。

养心功效 ————————————

胡萝卜含有胡萝卜素、维生素A、钾、
铁、钙等营养物质，具有滋润肌肤、抗
衰老、保护视力等功效。

【 大枣山药排骨汤 】

原料

山药185克，排骨200克，大枣35克，蒜头30克，水发枸杞15克，姜片、葱花各少许

调料

盐2克，鸡粉2克，料酒6毫升，食用油适量

做法

1 洗净去皮的山药切粗条，再改切滚刀块。

2 锅中注入清水烧开，倒入排骨，汆片刻，去除血水和杂质，捞出，沥干水分。

3 用油起锅，倒入姜片、蒜头爆香，倒入排骨、料酒、清水、山药块、大枣，拌匀，炖1个小时，倒入枸杞，拌匀，炖10分钟至析出药性。

4 加入盐、鸡粉，拌匀调味，将炖好的汤盛出装入碗中，撒上葱花，即可食用。

养心功效 ——————————

山药含有B族维生素、钙、铁等成分，同时还富含淀粉质，具有健脾胃、聚肾气的功效，可以促进消化与吸收。

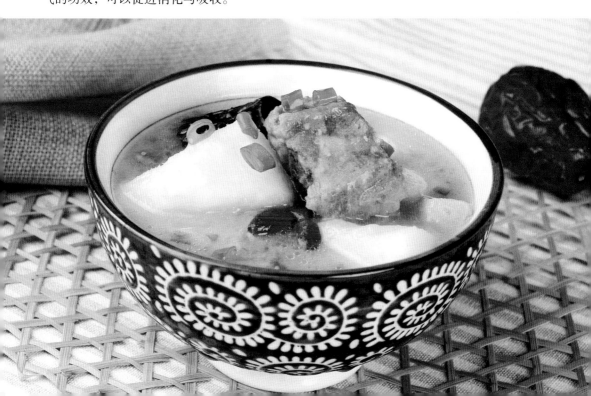

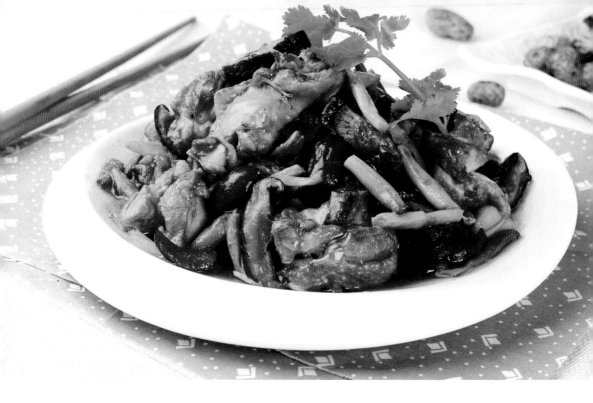

【 大枣冬菇蒸鸡 】

原 料

鸡肉300克，水发黄花菜50克，水发冬菇50克，大枣50克，姜片、葱段各8克

调 料

盐、鸡粉各3克，料酒、芝麻油、老抽各3毫升，淀粉10克

做 法

1 黄花菜切成等长段；冬菇切成条状；大枣去核。

2 取碗，加入鸡肉、料酒、葱段、姜片、老抽、盐、鸡粉、淀粉，拌匀，腌渍15分钟。

3 往腌渍好的鸡肉中倒入大枣、冬菇、黄花菜、芝麻油，将拌匀的食材倒入盘中。

4 电蒸锅注清水烧开，放入食材，蒸20分钟，将蒸好的食材取出即可。

养心功效 ————————

鸡肉含有蛋白质、卵磷脂、维生素C、维生素E、钙、铁等营养成分，具有增强体质、强健脾胃等作用。

【大枣莲子八宝粥】

原料

水发红豆70克，水发糯米95克，水发
大米100克，水发芡实35克，水发莲子
50克，大枣40克，水发燕麦65克，水
发绿豆20克

调料

红糖35克

做法

1 砂锅中注入清水烧热，倒入燕麦、
红豆、绿豆、大枣、芡实、莲子，
拌匀，煮30分钟。

2 再倒入备好的糯米、大米，拌匀。

3 盖上锅盖，煮开后转小火煮1小时。

4 掀开锅盖，搅拌片刻，将煮好的粥盛
出装入碗中，加入红糖即可食用。

养心功效 ——————————

糯米含有蛋白质、脂肪、糖类、钙、
磷、铁、B族维生素等，有补中益气、
健脾养胃等功效。

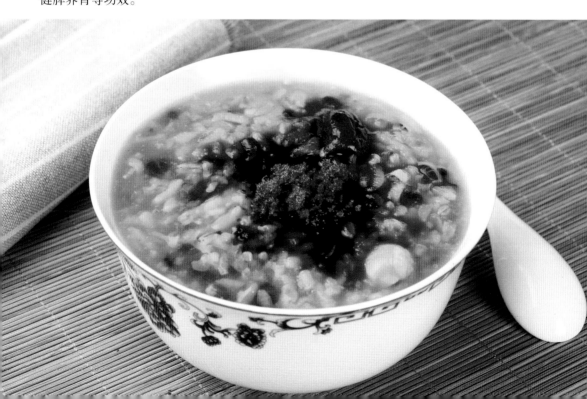

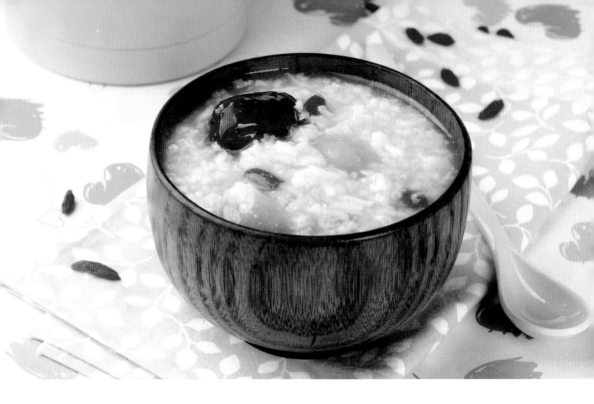

【枸杞桂圆糯米粥】

原 料

枸杞10克，大枣30克，水发桂圆20克，水发糯米80克

调 料

白糖少许

做 法

1 砂锅中注清水烧开。

2 加入糯米拌匀，大火烧开后转小火煮30分钟。

3 加入大枣、桂圆、枸杞，小火续煮10分钟。

4 加入白糖，拌匀调味，将煮好的粥盛出装入碗中即可食用。

养心功效 ————————

枸杞含有阿托品、枸杞多糖、甜菜碱、枸杞色素等成分，具有增强免疫力、养肝明目等功效。

杏鲍菇烩牛肉粒

原料：杏鲍菇110克，蒜苗30克，青椒、红椒各40克，豌豆50克，牛肉110克

调料：盐、料酒、食用油各适量

做 法

1 杏鲍菇切丁；青椒、红椒均切块；蒜苗切小块；牛肉切粒。

2 把豌豆、牛肉焯片刻，捞出。

3 油锅烧热，放入杏鲍菇，炒干水分，倒入豌豆、牛肉、青椒、红椒，炒匀炒香，淋入料酒，炒匀。

4 注入适量清水，加入盐，炒干水汽，放入蒜苗，炒至入味，盛出即可。

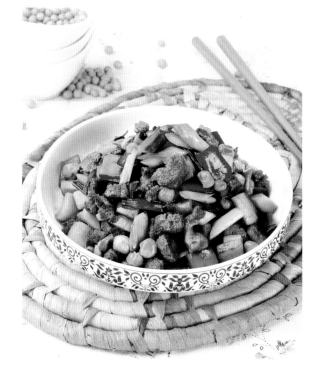

蒜香茶树菇蒸牛肉

原料：牛肉150克，茶树菇150克，蒜蓉18克，姜蓉8克，葱花3克

调料：盐、料酒、食用油各适量

做 法

1 茶树菇切段；洗好的牛肉切片。

2 茶树菇放蒸盘，撒盐，腌渍；牛肉片装碗，放全部调料，拌匀，腌渍。

3 取蒸盘，铺上牛肉，撒上蒜蓉、姜蓉，放入烧开的蒸锅。

4 盖盖，蒸约15分钟，至食材熟透，取出蒸盘，趁热撒上葱花即可。

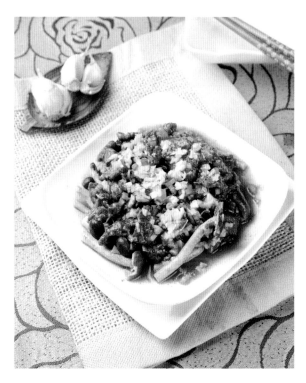

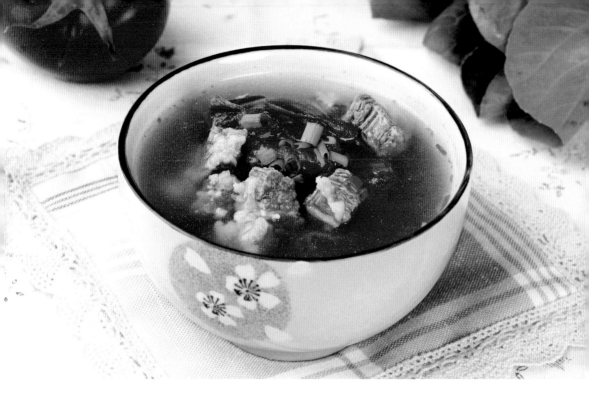

【西红柿牛肉汤】

原 料

牛腩155克，西红柿80克，八角15克，葱花、姜片各少许

调 料

盐2克，鸡粉2克，白胡椒粉2克，料酒5毫升

做 法

1 处理好的牛腩切成小块；洗净的西红柿切成瓣儿，再切小块。

2 砂锅注入清水烧开，倒入八角、牛腩块、姜片、料酒，搅拌片刻，撇去汤面上的浮沫。

3 盖上锅盖，调小火煮1小时至熟透。

4 掀开锅盖，倒入西红柿块，拌匀，续煮5分钟，加入盐、鸡粉、白胡椒粉，搅拌调味，将煮好的汤盛出装入碗中，撒上葱花，即可食用。

养心功效 ——————————

西红柿含有胡萝卜素、维生素C、钙、磷、钾、镁、铁等成分，具有促进食欲、清热解毒、增强免疫力等功效。

【洋菇牛肉饭】

原料

水发大米80克，牛肉65克，胡萝卜45克，口蘑30克

调料

食用油、盐各适量

做法

1 洗净的口蘑切粒；洗净去皮的胡萝卜切粒；处理好的牛肉切粒。

2 热锅注油烧热，倒入牛肉，炒至转色，倒入大米、口蘑、胡萝卜、翻炒均匀，将炒好的食材盛入砂锅内。

3 砂锅置于灶上，注入清水，煮沸，再撇去汤面上的浮沫，焖20分钟至熟透。

4 加入盐，搅拌调味，将焖好的饭盛出装入碗中即可。

养心功效 ——————

口蘑富含有维生素、蛋白质、矿物质等营养成分，具有增强免疫力、防癌抗癌等功效。

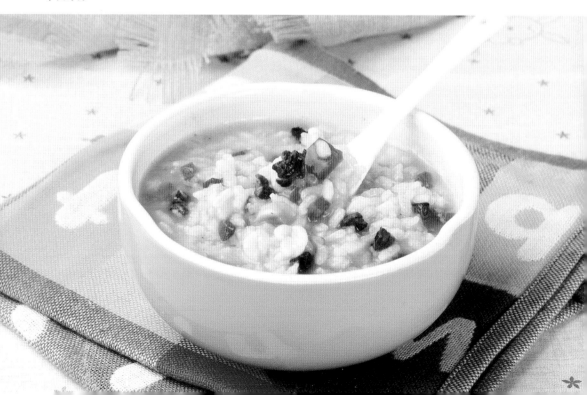

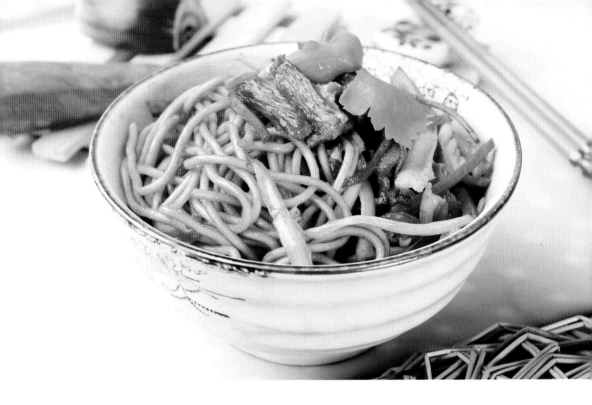

【羊肉胡萝卜白菜炒面】

原料

羊肉110克，熟黄面条160克，洋葱60克，白菜叶65克，去皮胡萝卜55克，姜末少许

调料

盐、鸡粉、白胡椒粉、料酒、水淀粉、生抽、老抽、十三香、食用油各适量

做法

1 洗净的洋葱切丝；洗好的胡萝卜切成丝；洗净的白菜叶切丝；洗好的羊肉切片。

2 羊肉片装碗，加入盐、白胡椒粉、料酒、生抽、水淀粉、食用油，拌匀，腌渍10分钟至入味。

3 热锅注油，倒入羊肉片，炒至稍微转色，加入十三香、姜末，翻炒出香味，放入胡萝卜丝、洋葱丝、白菜丝，翻炒至微熟。

4 放入熟黄面条，翻炒约1分钟至熟软，加入生抽、老抽、盐、鸡粉，炒匀调味，将炒熟的面条装碗即可。

养心功效 ——————

洋葱含有一种叫硒的抗氧化剂，能使人体产生大量的谷胱甘肽，能让癌症发生率大大下降。

孜然羊肉炒饭

原料：米饭230克，胡萝卜50克，洋葱
30克，羊肉60克，葱花少许

调料：盐、鸡粉、料酒、生抽、水淀
粉、孜然粉、胡椒粉、食用油各适量

做 法

1 胡萝卜切粒；洋葱切块；羊肉切丁。

2 羊肉装碗，放全部调料，拌匀腌渍。

3 热锅注油烧热，放羊肉，炒至转
色，加胡萝卜、洋葱、孜然粉、米
饭，炒至松散。

4 加入盐、鸡粉，炒匀，撒葱花，炒
香，盛出装入盘中即可。

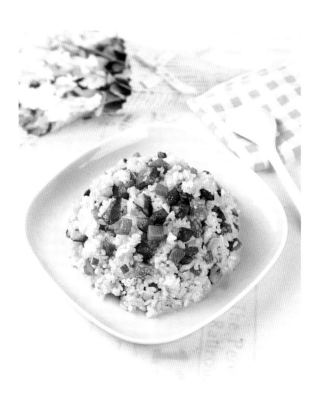

猪肝鸡蛋羹

原料：猪肝90克，鸡蛋2个，葱花4克

调料：盐2克，鸡粉2克，料酒10毫
升，芝麻油适量

做 法

1 洗净的猪肝切片，入水氽后捞出。

2 取空碗，倒入清水，加入盐、鸡
粉、料酒、鸡蛋，拌匀成蛋液。

3 将猪肝、蛋液倒入盘子，封上保鲜
膜，放入烧开的蒸锅中。

4 待食材蒸熟，取出，撕去保鲜膜，
淋上芝麻油，撒上葱花即可。

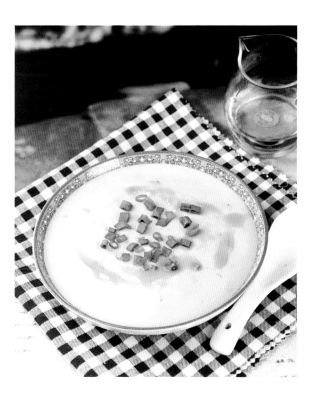

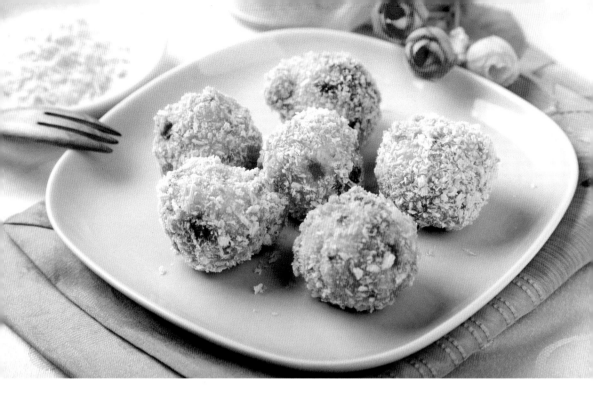

【猪肝米丸子】

原料

猪肝140克，米饭200克，水发香菇45克，洋葱30克，胡萝卜40克，蛋液50克，面包糠适量

调料

盐2克，鸡粉2克，食用油适量

养心功效 ————————

猪肝含有蛋白质、维生素A、维生素C、铁等营养成分，具有增强免疫力、改善缺铁性贫血、保护视力等功效。

做法

1 蒸锅上火烧开，放入猪肝，蒸约15分钟，至食材熟透，取出蒸熟的猪肝。

2 洗净去皮的胡萝卜切成丁；洗好的香菇切成小块；洗净的洋葱切成碎末；猪肝切成末。

3 用油起锅，倒入胡萝卜丁、香菇丁、洋葱末、猪肝末，炒匀，加入盐、鸡粉，炒匀调味，倒入米饭，炒至米饭松散，盛出；放凉后制成数个丸子，再依次滚上蛋液、面包糠，制成米丸子生坯。

4 热锅注油，放入生坯，炸至呈金黄色，捞出，沥干油，放入盘中即可。

【茴香鸡蛋饼】

原料

茴香45克，鸡蛋液120克

调料

盐2克，鸡粉3克，食用油适量

做法

1 将洗净的茴香切小段。

2 把茴香倒入鸡蛋液里，加入盐、鸡粉，调匀。

3 用油起锅，倒入混合好的蛋液，煎至成形，煎出焦香味，翻面，煎至焦黄，将煎好的鸡蛋饼盛出。

4 把鸡蛋饼切成扇形块，将鸡蛋饼装盘即可。

养心功效 ——————

鸡蛋含有脂类、糖类、维生素A、维生素B_2等营养成分，具有健脑益智、预防癌症、延缓衰老等作用。

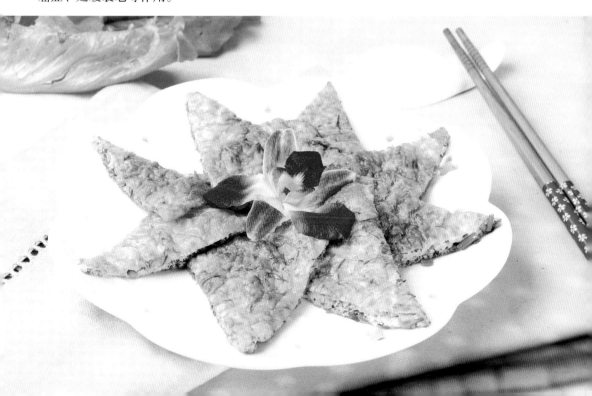

肝藏血，
是统筹气血的"将军"

肝藏血，是指肝有贮藏血液和调节血量的作用。《灵枢·本神》说："肝藏血，血舍魂,肝气虚则恐，实则怒。"指肝有贮藏血液和调节情志的功能。血液来源于水谷精微，贮藏于肝，供养各器官功能及全身筋骨的运动。

而《素问·灵兰秘典》中也说到："肝者，将军之官，谋虑出焉。"这句话的意思就是说，肝在五脏中担任的是将军的职位，是能给其他脏腑"出谋划策"、能让它们有条不紊地运转的一个角色。我们也可以打个比方：人体本身就像是一个战场，肝脏是率队的"将军"，其他器官是肝脏领导下的"兵士"。在外部的病毒和邪气来侵袭的时候，肝脏的责任就是合理地派兵遣将，然后率领大家一起应敌，保卫君主。试想如果这位将军不行了，这场仗还有多少赢的把握呢？

如果说其他人体脏腑器官是兵士，那么气血就是它们用以退敌的武器。中医认为，肝藏血，或说"肝为血之海"，就是说武器平时都归肝脏这位大将军保管的。另外，肝主疏泄，可调理气血，将军当然不能把一库的武器堆在自己家里，他得把这些武器——也就是血，合理地分配给各个兵士，才能发挥血的作用，壮大其他脏腑的能力。

肝气统摄不利会出现什么情况呢？如果一个人不能很好地控制自己的情绪，常常生气，那么他身体内原本正常运行的气机就被扰乱，出现堵塞的现象，也就是我们常常听到的"肝气郁结"。那么肝气郁结之后会产生什么状况呢？一是不能协助脾胃很好地生产血液，另一方面，它运载血液的任务也给耽误了。气不顺，血不足，人体这个本来很精准的机器出现了问题，健康就保证不了了。

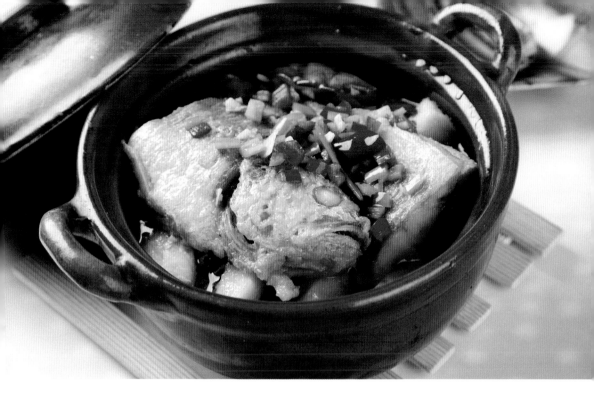

【茄香黄鱼煲】

原料

茄子150克，黄鱼250克，日本豆腐150克，高汤150毫升，干辣椒、红椒粒、青椒粒、蒜末、葱段、姜片各少许

调料

盐2克，鸡粉2克，生抽5毫升，生粉、食用油各适量

养肝功效 ——————

茄子含有蛋白质、胆碱、维生素P、胡萝卜素等营养成分，具有保护心血管、降血压、增强免疫力等功效。

做法

1 洗净的茄子切成滚刀块；日本豆腐切成粗条；处理好的黄鱼对半切开。

2 热锅注油，倒入茄子，搅匀，炸至金黄色，捞出；将日本豆腐滚上生粉，放入油锅，炸至金黄色，捞出；把裹好生粉的鱼肉放入油锅中，煎至两面呈金黄色，捞出。

3 将茄子、豆腐、鱼肉放入砂锅中。

4 炒锅中倒入油，放入姜片、蒜末、葱段、干辣椒、青椒粒、红椒粒、高汤、鸡粉、生抽、盐，搅匀调味，制成酱汁。

5 将炒好的酱汁倒入砂锅中，开火，煲煮至食材入味即可。

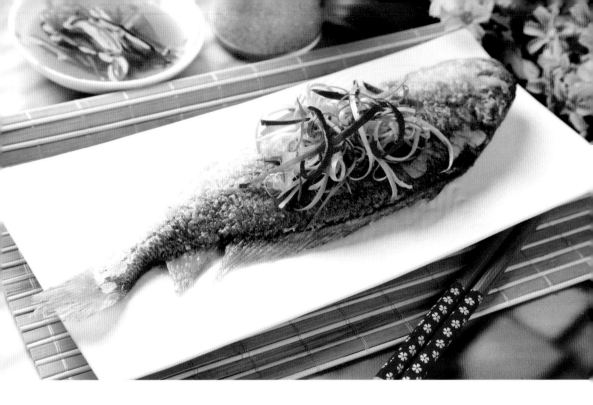

【泰式酱汁黄鱼】

原料

黄鱼400克，柠檬汁15毫升，青椒10克，生粉20克，鱼露10毫升，葱丝、红椒丝各少许

调料

盐5克，生粉10克，白糖3克，食用油适量

做法

1 将盐撒在黄鱼身上，抹匀，腌渍10分钟；用干毛巾把鱼身上的水擦干净，撒上生粉。

2 洗净的青椒切成丝。

3 取碗，加入鱼露、白糖、柠檬汁、青椒丝、红椒丝，拌匀，制成酱汁，倒入小碟子中备用。

4 用油起锅，放上黄鱼，煎至两面金黄色，将煎好的黄鱼盛出装入盘中，放上葱丝、红椒丝，旁边放上酱汁即可。

养肝功效 ————————

黄鱼含有钾、钙、硒、维生素A、烟酸等营养成分，具有增强免疫力、润肺健脾、清热解毒等功效。

【虫草花香菇蒸鸡】

原料

鸡腿肉块280克，水发香菇50克，水发
虫草花25克，枸杞3克，大枣35克，姜
丝5克

调料

盐3克，蚝油3克，干淀粉10克，生抽8
毫升

做法

1 洗净的香菇切片；洗好的虫草花切
  小段。

2 鸡腿肉块装碗中，放入生抽、姜
  丝、蚝油、盐、枸杞、干淀粉，拌
  匀，腌渍约10分钟，待用。

3 取蒸盘，倒入腌渍好的食材，放入香
  菇片，撒上虫草花段，放入大枣。

4 备好电蒸锅，烧开水后放入蒸盘，
  蒸约20分钟，至食材熟透，取出蒸
  盘，稍微冷却后即可食用。

养肝功效 ——————————

香菇含有蛋白质、维生素A、维生素
B₁、维生素D、铁等营养成分，具有促
进人体新陈代谢、抗病毒等作用。

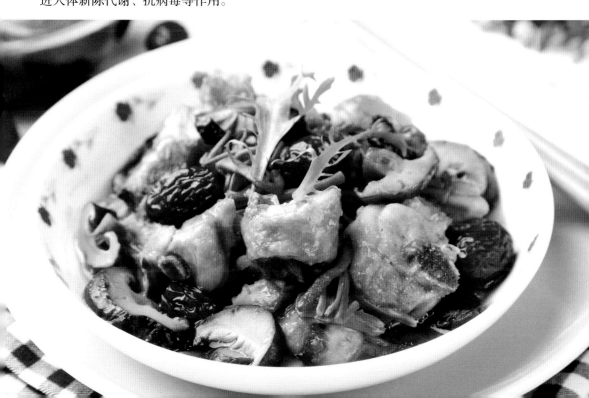

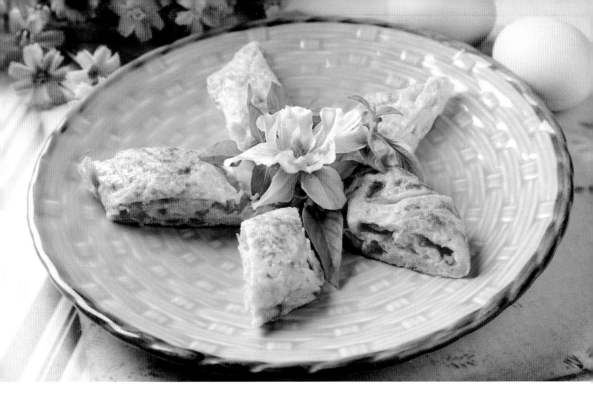

【西红柿厚蛋烧】

原 料

西红柿150克，鸡蛋2个

调 料

盐2克，食用油适量

做 法

1 洗净的西红柿切小瓣，去子，去皮，切成丁。

2 取碗，打入鸡蛋，放入盐，搅散待用。

3 用油起锅，倒入鸡蛋液、西红柿，煎至其成形，将成形的鸡蛋饼卷起来，盛出西红柿鸡蛋卷，放入盘中。

4 将西红柿鸡蛋卷放在砧板上，切成小段，摆放在盘中即可。

养肝功效 ——————————

鸡蛋含有蛋白质、B族维生素、钙、铁、磷等营养成分，具有益智健脑、延缓衰老、保护肝脏等功效。

【西红柿饭卷】

原料

冷米饭400克，西红柿200克，鸡蛋40克，玉米粒30克，胡萝卜30克，洋葱25克，葱花少许

调料

白酒10毫升，盐、鸡粉、食用油各适量

养肝功效 ————————

西红柿含有蛋白质、糖类、有机酸、纤维素、维生素等成分，具有健胃消食、生津止渴、清热解毒等功效。

做法

1 洗净去皮的胡萝卜切条切粒；处理好的洋葱切粒；洗净的西红柿切瓣，去皮切丁。

2 锅中注入清水烧开，倒入玉米粒，焯片刻至断生，捞出；取碗，倒入葱花，打入鸡蛋，加入盐、白酒，搅匀打散。

3 热锅注油，倒入洋葱、胡萝卜、玉米粒、西红柿、盐、鸡粉、冷米饭，炒匀，将炒好的米饭盛出装入盘中。

4 煎锅注油烧热，倒入鸡蛋液，煎成蛋饼，盛出装入盘中，在蛋饼上铺上炒好的米饭，卷成卷，放在砧板上，切段，装盘，装饰即可食用。

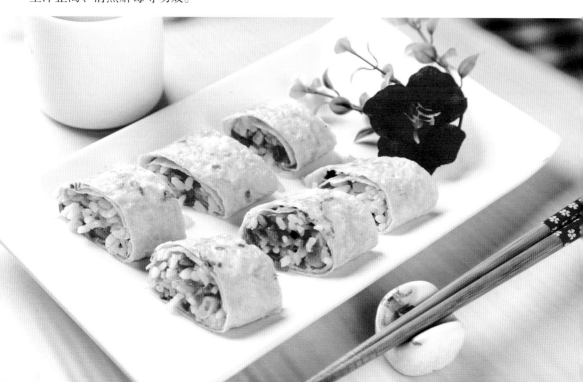

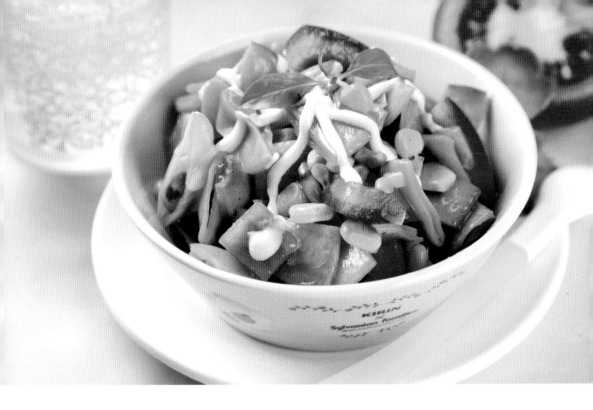

【扁豆西红柿沙拉】

原料

扁豆150克，西红柿70克，玉米粒
50克

调料

白醋5毫升，橄榄油9毫升，白胡椒粉2
克，盐少许，沙拉酱适量

做法

1 洗净的扁豆切成块；洗净的西红柿
去蒂，切成小块。

2 锅中注入清水烧开，倒入扁豆，搅
匀，煮至断生，捞出，放入凉水中
过凉。

3 把玉米倒入开水中，煮至断生，捞
出，放入凉开水中过凉。

4 将放凉后的食材装入碗中，倒入西
红柿、盐、白胡椒粉、橄榄油、白
醋，搅匀调味，将拌好的食材装入
盘中，挤上沙拉酱即可。

养肝功效 ——————————

扁豆含有蛋白质、糖类、有机酸、纤维
素、苹果酸等营养成分，具有祛斑美
容、增进食欲等功效。

家常海带绿豆汤

原料：海带丝70克，绿豆100克

调料：冰糖50克

做 法

1 砂锅中注入清水烧开，倒入绿豆，煮约50分钟，至食材变软。

2 倒入海带丝，拌匀搅散，煮约20分钟，至食材熟透。

3 放入冰糖，拌匀，煮至溶化。

4 关火后盛出煮好的绿豆汤，装在碗中即成。

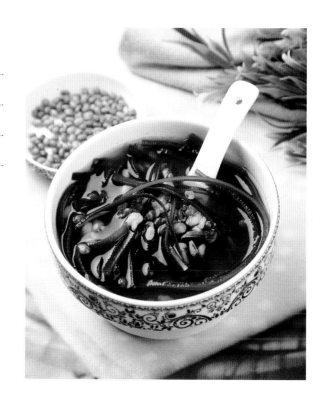

蒸海带肉卷

原料：水发海带100克，猪肉馅120克，葱花3克，姜蓉4克

调料：盐、芝麻油、料酒各适量

做 法

1 肉馅装碗，放全部调料，拌匀腌渍。

2 将海带铺在砧板上，把肉馅平铺在海带上，制成肉卷，切成均匀的段。

3 取一个蒸盘，将海带卷摆入，蒸锅注清水烧开，放入海带卷。

4 盖上锅盖蒸15分钟，取出装盘，撒上葱花、姜蓉即可。

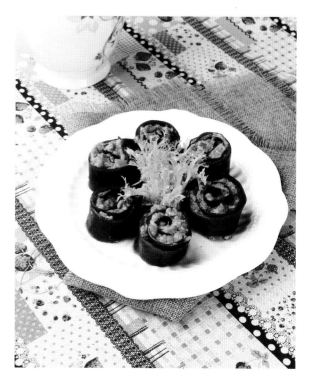

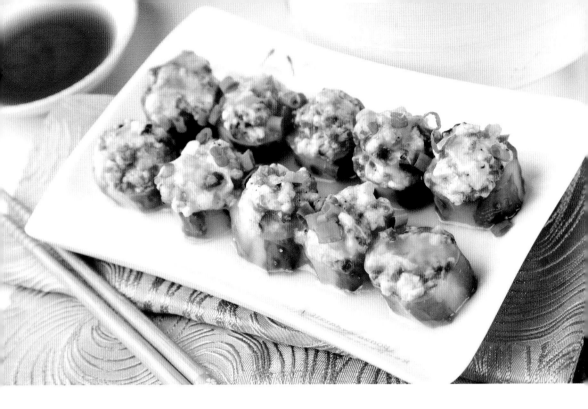

【香菇豆腐酿黄瓜】

原料

黄瓜240克，豆腐70克，水发香菇30克，胡萝卜30克，葱花2克

调料

盐2克，鸡粉3克，干淀粉8克，水淀粉、芝麻油、胡椒粉各适量

养肝功效 ━━━━━━━━

黄瓜含有膳食纤维、维生素C、丙氨酸、精氨酸等营养物质，具有增强免疫力、通便、降血糖等作用。

做法

1 黄瓜切成大小均匀的段；洗净去皮的胡萝卜切碎；豆腐切成小块；泡发好的香菇切去蒂，再切碎。

2 备好碗，倒入胡萝卜碎、豆腐块、香菇碎，放入葱花、干淀粉，搅拌均匀；用小勺子将黄瓜段中间部分挖去，不要挖穿，将拌好的食材填入黄瓜段中，压实。

3 备好电蒸锅烧开，放入黄瓜段，将时间旋钮调至8分钟，蒸好后将黄瓜段取出。

4 热锅中注入100毫升清水烧开，放入盐、鸡粉、水淀粉、胡椒粉、芝麻油，搅拌片刻，将调好的汁浇在黄瓜段上即可。

【蒸香菇西蓝花】

原 料

香菇100克，西蓝花100克

调 料

盐2克，鸡粉2克，蚝油5克，水淀粉10
毫升

做 法

1 洗净的香菇按十字花刀切块。

2 取盘子，把西蓝花沿圈摆盘，将香菇
摆在西蓝花中间，备好已注清水烧开
的电蒸锅，放入装有食材的盘子。

3 加盖，调好时间旋钮，蒸8分钟至
熟，取出蒸好的西蓝花和香菇，放
置一边待用。

4 锅中注入清水烧开，加入盐、鸡
粉、蚝油，拌匀，用水淀粉勾芡，
拌匀成汤汁，将汤汁浇在西蓝花和
香菇上即可。

养肝功效 ————————————

香菇富含B族维生素、铁、钾、维生素
D原，对于食欲减退、少气乏力等情况
有改善作用。

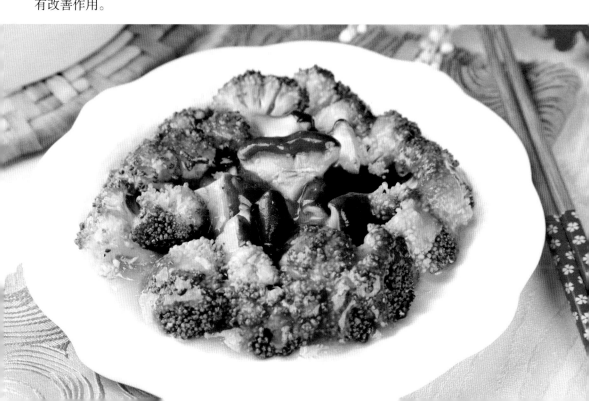

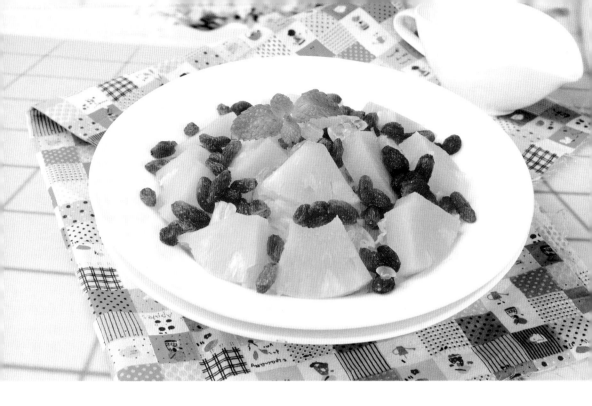

【葡萄干菠萝蒸银耳】

原 料

菠萝210克，水发银耳150克，葡萄干40克

调 料

冰糖15克

做 法

1 泡发好的银耳切去根部，再切碎；菠萝切成小块。

2 银耳、菠萝整齐摆入盘中，再撒上备好的葡萄干、冰糖。

3 蒸锅注清水烧开上汽，放入食材，调转旋钮定时蒸20分钟。

4 待20分钟后，掀开锅盖，将食材取出即可。

养肝功效 ————————

银耳含有海藻糖、甘露糖醇、钙、磷、铁、钾等多种营养成分，具有滋阴润肺、生津止咳、健脾养血等功效。

葡萄苹果沙拉

原料：葡萄80克，去皮苹果150克，圣
女果40克

调料：酸奶50克

做 法

1 洗净的圣女果对半切开。

2 洗好的葡萄摘取下来。

3 苹果切开去子，切成丁。

4 取一盘，摆放上圣女果、葡萄、苹
果，浇上酸奶即可。

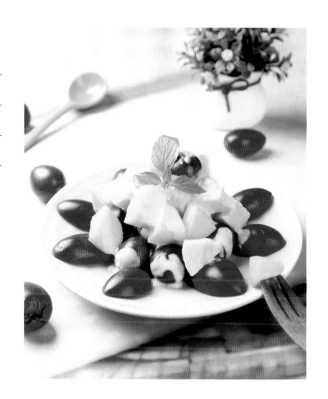

冰糖枸杞蒸藕片

原料：莲藕200克，枸杞5克

调料：冰糖15克

做 法

1 将洗净去皮的莲藕切成均匀的片。

2 将藕片整齐地码在盘内，撒上枸
杞、冰糖。

3 蒸锅注清水烧开上汽，放入藕片，
调转旋钮定时20分钟。

4 待20分钟后掀开锅盖，将藕片取出
即可。

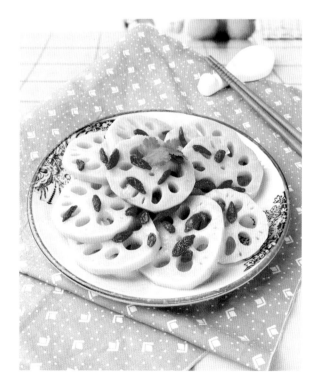

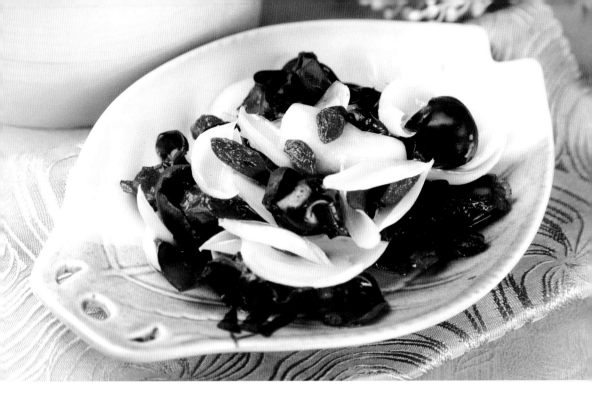

【枸杞百合蒸木耳】

原 料

百合50克，枸杞5克，水发木耳100克

调料

盐1克，芝麻油适量

做 法

1 取空碗，放入木耳、百合、枸杞、芝麻油、盐，搅拌均匀，将拌好的食材装盘。

2 备好已注清水烧开的电蒸锅，放入食材。

3 加盖子，调好时间旋钮，蒸5分钟至熟软。

4 揭盖，取出蒸好的枸杞百合木耳即可。

养肝功效 ——————————

木耳含有蛋白质、胡萝卜素、膳食纤维等成分，能增进肠胃功能、帮助消化，有效预防便秘及痔疮。

【板栗龙骨汤】

原料

龙骨块400克，板栗100克，玉米段100克，胡萝卜块100克，姜片7克

调料

料酒10毫升，盐4克

做法

1 砂锅中注入清水烧开，倒入龙骨块、料酒、姜片，拌匀，大火烧片刻，撇去浮沫。

2 倒入玉米段，拌匀，煮1小时至析出有效成分。

3 加入洗好的板栗，拌匀，续煮15分钟至熟。

4 倒入洗净的胡萝卜块，拌匀，续煮15分钟至食材熟透，加入盐，拌片刻至入味，将煮好的汤盛出，装入碗中即可。

养肝功效 ——————————

板栗含有蛋白质、糖类、膳食纤维、钙、磷、铁等营养成分，具有益气补血、抗衰老、厚补肠胃等功效。

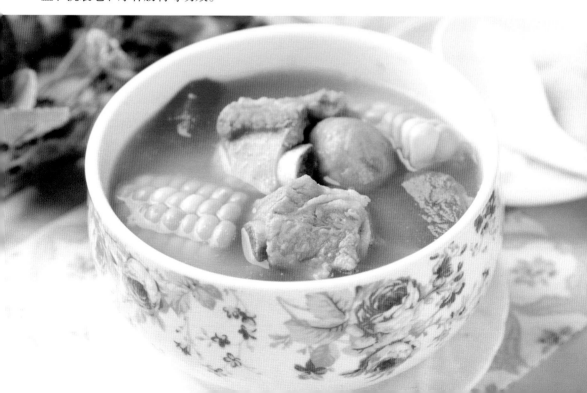

脾主运化，
是化生气血的"加工厂"

气血是人生存和维持健康的根本，那么气血是怎么来的呢？有人说从先天的精气和后天的水谷之精而来，说得没错。但是大自然中生长出来的粮食不是捣成糊就能成为气血的，它们还需要一个加工厂，而脾就是这个加工厂。

《黄帝内经·素问·经脉别论》中说："饮入于胃，游溢精气，上输于脾，脾气散精，止归于肺。"这句话描述的就是脾的运化功能。运是运输的意思，化可以理解为吸收消化。食物在经过脾胃的消化吸收后，水谷精气靠着脾的运化作用运载到肺，而后由肺脏注入心脉，这才化为气血，再通过经脉输送全身，为五脏六腑、四肢百骸提供必需的营养。由此可见，脾胃对于食物的加工作用是气血生成的最基本的环节，也是人体之所以存在的基本条件。

除了生血，脾还有统血的功能。正因为脾的统摄作用，才让血液在血管内运行，而没有溢于血管之外。而脾对血液的统摄作用就是靠脾气来实现的。脾是气血生化之源，如果脾的功能好，气血的生化效果也就好，那么气的固摄血液功能正常，血液也不致溢出脉外而发生出血。相反，如果脾不好，血液没有制约，就会出现各种血证，比如牙龈出血、雀斑的产生也是这个道理。

脾有"谏议之官"之称。谏议，意思是站在公正的立场论述恰当的事情。就是说，脾具有公正、明辨是非的美德，身体有什么毛病，它都会如实禀告，决不撒谎，也决不打折扣。比如说胃疼、闹肚子，就是脾在提醒人体，你的肾阳不足了；如果爱发发小脾气并且总把自己气得两肋胀满，就是脾在提醒你肝火太盛了，注意收敛。所以我们说，脾的健康不只为气血的通畅和其他脏腑的健康提供了基础，并且还是发射信号、维护人体器官和谐的平衡器。

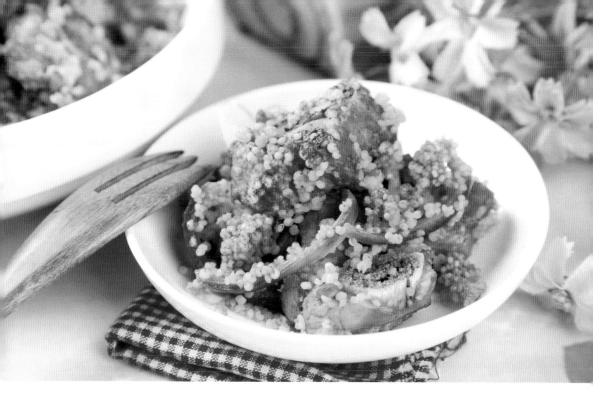

【小米洋葱蒸排骨】

原料

水发小米200克，排骨段300克，洋葱丝35克，姜丝少许

调料

盐3克，白糖、老抽各少许，生抽3毫升，料酒6毫升

做法

1. 把洗净的排骨段装碗中，放入洋葱丝、姜丝、盐、白糖、料酒、生抽、老抽、小米，把拌好的材料转入蒸碗中，腌渍约20分钟。

2. 蒸锅上火烧开，放入蒸碗。

3. 盖上盖，用大火蒸约35分钟，至食材熟透。

4. 关火后揭盖，取出蒸好的菜肴，稍微冷却后食用即可。

健脾功效 ————————————

排骨含有蛋白质、B族维生素、骨胶原、钙、锌等营养物质，具有补钙、滋阴壮阳、益精补血等功效。

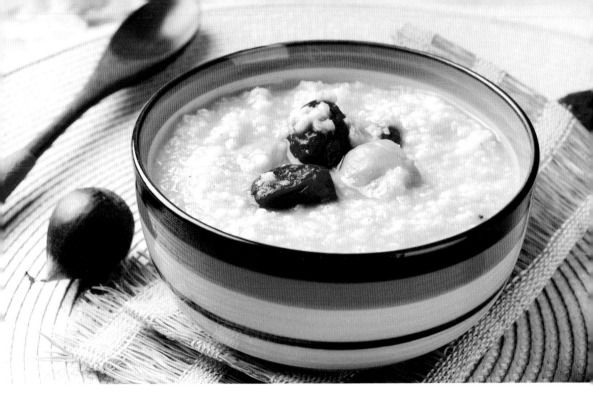

【板栗大枣小米粥】

原 料

板栗仁100克，水发小米100克，大枣6枚

调 料

冰糖20克

做 法

1 砂锅中注入清水烧开，倒入小米、大枣、板栗仁，拌匀。

2 加盖，小火煮30分钟至食材熟软。

3 揭盖，放入冰糖。

4 搅拌约2分钟至冰糖溶化，将煮好的粥盛出，装入碗中即可。

健脾功效 ——————————

板栗含有蛋白质、糖类、膳食纤维、钙等营养成分，具有益气补血、抗衰老、厚补肠胃等功效。

【薏米红薯糯米粥】

原 料

薏米30克，红薯块300克，糯米100克

调 料

蜂蜜15克

做 法

1 砂锅中注入清水烧开，加入薏米、糯米，搅拌均匀，煮约40分钟，至米粒变软。

2 加入备好的红薯块，搅拌一下。

3 盖上盖，续煮约20分钟，至食材熟软。

4 关火，凉凉后加入蜂蜜，拌匀，盛出煮好的粥，装在碗中即可。

健脾功效 —————————

薏米含有糖类、蛋白质、膳食纤维等成分，能加速排出人体内多余的水分，起到排毒作用。

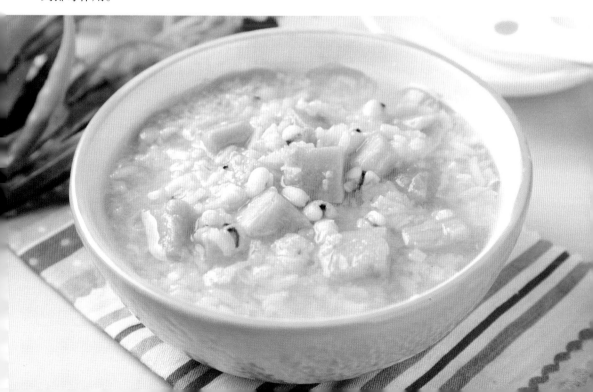

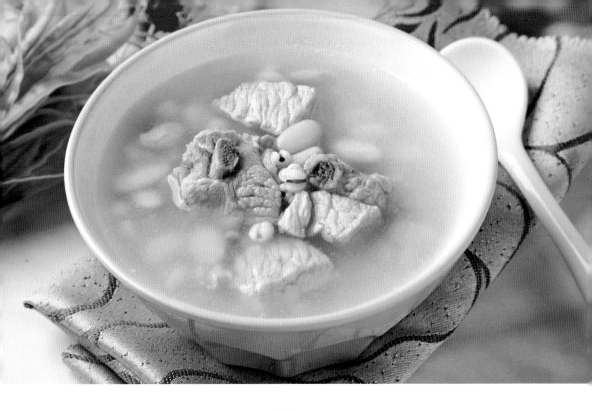

【扁豆薏米排骨汤】

原料

水发扁豆30克，水发薏米50克，排骨
200克

调料

料酒8毫升，盐2克

做法

1 锅中注入清水烧开，倒入排骨、料
酒，汆去血水，捞出，沥干水分。

2 砂锅中注入清水烧热，放入排骨、
薏米、扁豆，搅拌片刻。

3 盖上锅盖，烧开后转小火煮1个小时
至食材熟软。

4 掀开锅盖，加入盐，搅拌片刻，使食
材入味，将汤盛出装入碗中即可。

健脾功效 ————————

扁豆含蛋白质、膳食纤维、糖类、
钙、磷、铁、钾等成分，有健脾除
湿、消炎、增强免疫力等功效。

【扁豆玉米沙拉】

原料

扁豆70克，玉米粒60克，洋葱30克

调料

盐、胡椒粉、橄榄油、沙拉酱各适量

做法

1 处理好的洋葱切成片，洗净的扁豆切成块。

2 锅中注入清水烧开，倒入扁豆，焯至断生，捞出放入凉水中放凉。

3 锅中注入清水烧开，倒入玉米粒、洋葱，焯片刻，捞出倒入放扁豆的凉水中放凉。

4 将食材捞出，沥干水分，放入盐、胡椒粉、橄榄油，将拌好的食材装入盘中，挤入沙拉酱即可。

健脾功效 ————

玉米含有谷氨酸、维生素A、赖氨酸、淀粉等成分，具有通便润肠、排毒瘦身、增强免疫力等功效。

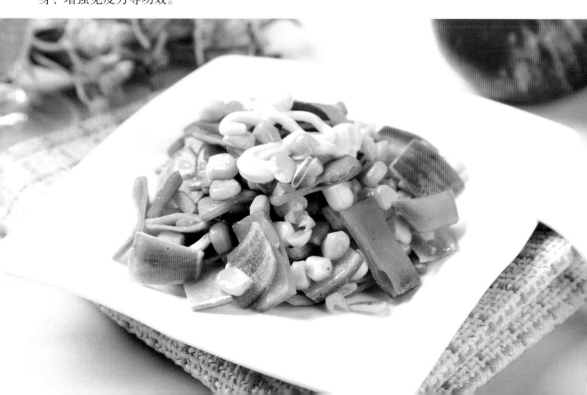

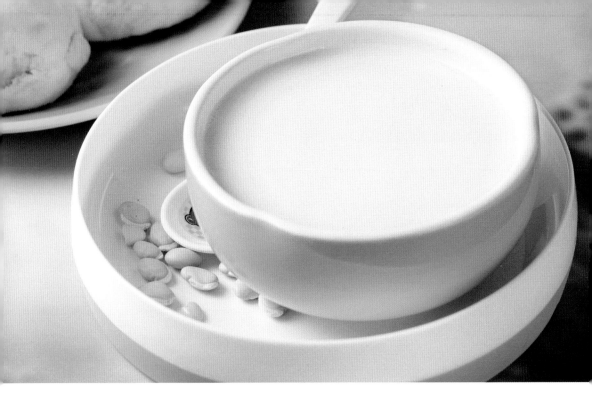

【白扁豆豆浆】

原料

白扁豆25克，水发黄豆50克

做法

1 将已浸泡8小时的黄豆倒入碗中，注入清水，洗干净，倒入滤网，沥干水分。

2 将白扁豆、黄豆倒入豆浆机中，注入清水，至水位线即可。

3 盖上豆浆机机头，选择"五谷"程序，待豆浆机运转约15分钟，即成豆浆。

4 将豆浆机断电，取下机头，把煮好的豆浆倒入滤网，滤取豆浆，将滤好的豆浆倒入杯中即可。

健脾功效 ————————————

黄豆含有蛋白质、大豆异黄酮及多种维生素、矿物质，具有益气补血、健脾宽中、祛风明目、清热解毒等功效。

山药苹果汁

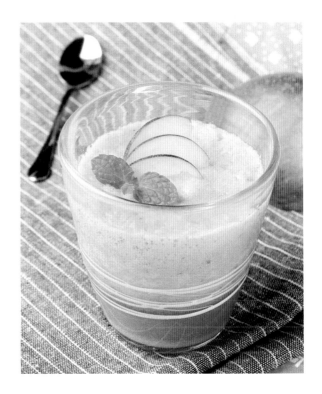

原料：苹果100克，去皮山药80克，生姜40克

做法

1　苹果切开去核，切成小块；洗净去皮的山药切丁；洗净去皮的生姜切片。

2　取榨汁杯，倒入苹果块、山药丁、生姜片、清水。

3　盖上盖，将榨汁杯安装在机座上，调转旋钮到1挡，开始榨汁。

4　待时间到，揭开盖，将蔬果汁倒入杯中即可。

山药冬瓜萝卜汁

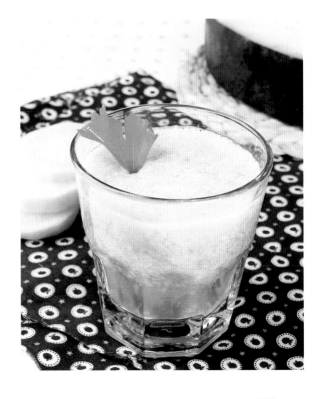

原料：苹果肉55克，山药50克，白萝卜75克，冬瓜65克

做法

1　冬瓜切小块；白萝卜切块；山药切小块。

2　锅中注清水烧开，放冬瓜、山药，拌匀，煮2分钟，捞出，沥干水分。

3　取榨汁机，放入白萝卜、苹果肉、冬瓜、山药、温开水，盖上盖。

4　选择"榨汁"功能，榨取蔬果汁，倒出榨好的蔬果汁即可。

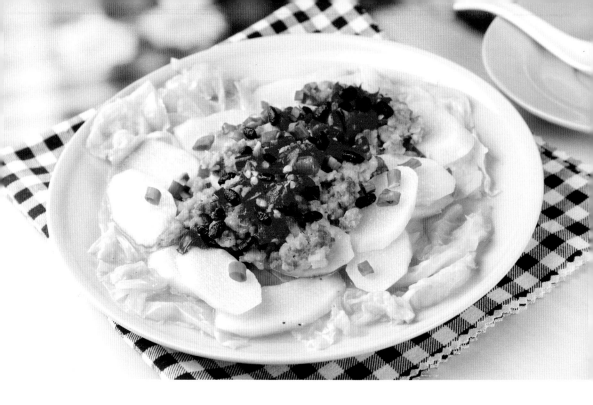

【豉椒肉末蒸山药】

原料

去皮山药150克，肉末100克，白菜叶150克，剁椒18克，葱花5克，姜末5克，豆豉5克

调料

盐3克，胡椒粉1克，料酒10毫升，橄榄油适量

做法

1　山药斜刀切片。

2　将洗净的白菜叶铺在盘子底部，放上山药片，肉末中倒入姜末，加入盐、料酒、胡椒粉，拌匀，将拌好的肉馅铺在白菜和山药上，放上剁椒，取出已烧开上汽的电蒸锅，放入食材。

3　加盖，调好时间旋钮，蒸20分钟至熟，取出蒸好的食材。

4　用油起锅，倒入豆豉，炸至香味飘出，将烧热的豆豉油淋在食材上，撒上葱花即可。

健脾功效 ——————————

山药含有多糖、蛋白质、黏液蛋白、淀粉酶、多酚氧化酶等营养成分，具有健脾养胃、排毒养颜等功效。

【西芹湖南椒炒牛肚】

原料

熟牛肚200克，湖南椒80克，西芹110克，朝天椒30克，姜片、蒜末、葱段各少许

调料

盐、鸡粉各2克，料酒、生抽、芝麻油各5毫升，食用油适量

做法

1 湖南椒切小块，西芹切小段，朝天椒切圈，熟牛肚切粗条。

2 用油起锅，倒入朝天椒、姜片，爆香，放入牛肚、蒜末、湖南椒、西芹段，炒匀。

3 加入料酒、生抽、清水、盐、鸡粉、芝麻油，炒匀。

4 放入葱段，翻炒约2分钟至入味，盛出炒好的菜肴，装入盘中即可。

健脾功效 ————————

西芹富含糖类、矿物质及多种维生素等营养物质，还含有芹菜油，具有降血压、镇静、健胃、利尿等疗效。

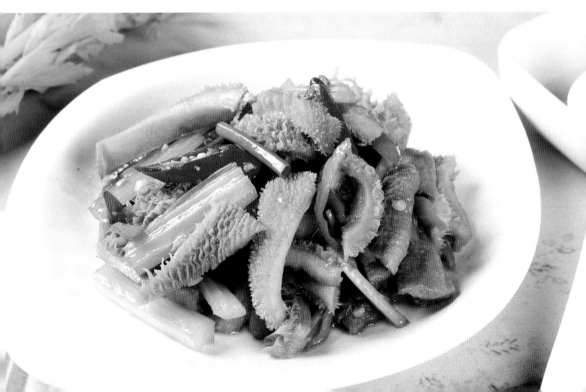

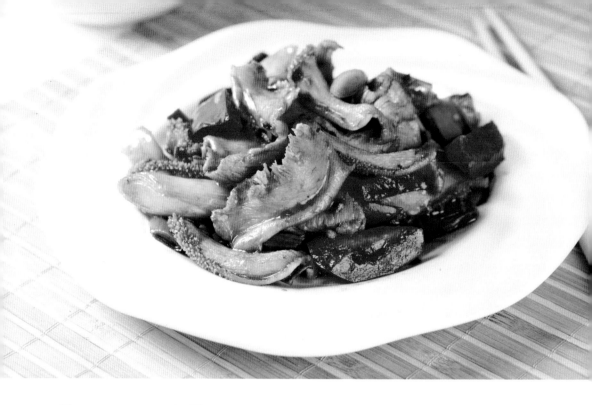

【红烧牛肚】

原料

牛肚270克，蒜苗120克，彩椒40克，姜片、蒜末、葱段各少许

调料

盐、鸡粉各2克，蚝油7克，豆瓣酱10克，生抽、料酒各5毫升，老抽6毫升，水淀粉、食用油各适量

做法

1 洗净的蒜苗切成段；洗好的彩椒切菱形块；处理干净的牛肚切薄片。

2 锅中注入清水烧开，倒入牛肚，拌匀，汆去异味，捞出，沥干水分。

3 用油起锅，倒入姜片、蒜末、葱段，爆香，放入牛肚、料酒、彩椒、蒜苗梗，炒匀，加入生抽、豆瓣酱、清水、盐、鸡粉、蚝油，炒匀。

4 放入老抽、蒜苗叶，炒至变软，倒入水淀粉，炒至食材熟透，盛出炒好的菜肴即可。

健脾功效 ————————

牛肚含有蛋白质、钙、磷、铁等营养成分，具有补益脾胃、补气养血、补虚益精、增强免疫力等功效。

芥菜胡椒猪肚汤

原料：熟猪肚125克，芥菜100克，大枣30克，姜片少许

调料：胡椒粉5克，盐、鸡粉各2克

做 法

1 猪肚切粗条，洗净的芥菜切块。

2 砂锅中注入清水烧开，倒入猪肚、芥菜、姜片、大枣，拌匀，大火煮开后转小火煮1小时。

3 加入胡椒粉，拌匀，续煮30分钟至食材熟透入味。

4 加入盐、鸡粉，搅拌片刻，盛出煮好的汤，装入碗中即可。

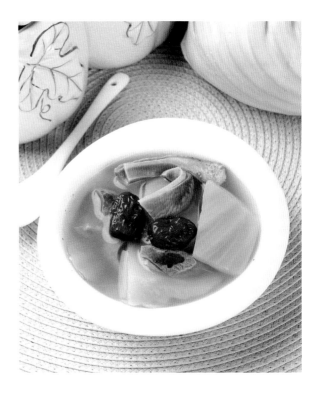

酸菜炖猪肚

原料：猪肚200克，酸菜150克，水发腐竹100克，姜片少许

调料：盐、鸡粉各2克，料酒适量

做 法

1 腐竹、酸菜均切段，猪肚切成片。

2 锅中注清水烧热，放猪肚、料酒，氽去血水，捞出，沥干水分。

3 砂锅中注清水烧开，放猪肚、姜片、酸菜、料酒，拌匀，煮至熟软。

4 放入腐竹，煮约10分钟，加鸡粉、盐，拌匀调味即可。

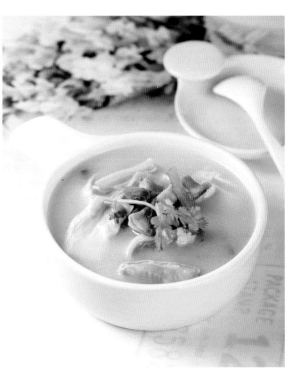

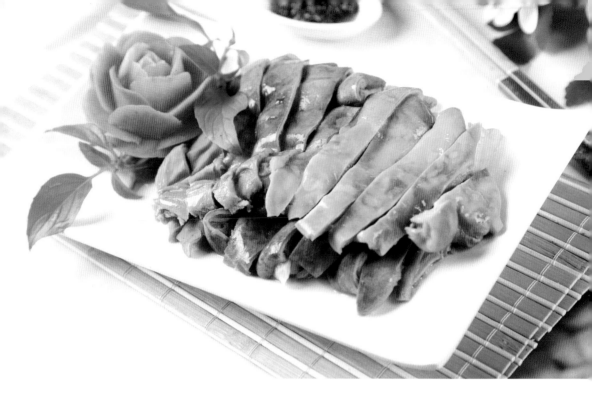

【卤猪肚】

原料

猪肚450克，白胡椒20克，姜片、葱结各少许

调料

盐2克，生抽4毫升，料酒、芝麻油、食用油各适量

做法

1　锅中注入清水烧开，放入猪肚，余片刻，捞出，沥干水分，装入盘中。

2　锅中注入清水烧开，倒入猪肚、姜片、葱结、白胡椒、食用油、盐、生抽、料酒，拌匀，卤60分钟至食材熟软，取出卤好的猪肚。

3　将猪肚装入盘中，放凉后将猪肚切成粗丝。

4　放入盘中摆好，浇上芝麻油即可。

健脾功效 ————————

猪肚含有蛋白质、钙、钠、钾、磷等营养成分，具有益气补血、健脾益胃、增强抵抗力等功效。

【红腰豆鲫鱼汤】

原料

鲫鱼300克，熟红腰豆150克，姜片少许

调料

盐2克，料酒、食用油各适量

做法

1 用油起锅，放入鲫鱼，注入清水。

2 倒入姜片、红腰豆，淋入料酒，拌匀。

3 加盖，大火煮17分钟至食材熟透。

4 揭盖，加入盐，稍煮片刻至入味，
  盛出即可。

健脾功效 ————————————

鲫鱼含有蛋白质、钙、磷、铁等营养成
分，具有增强抵抗力、益气健脾、清热
解毒、利水消肿等功效。

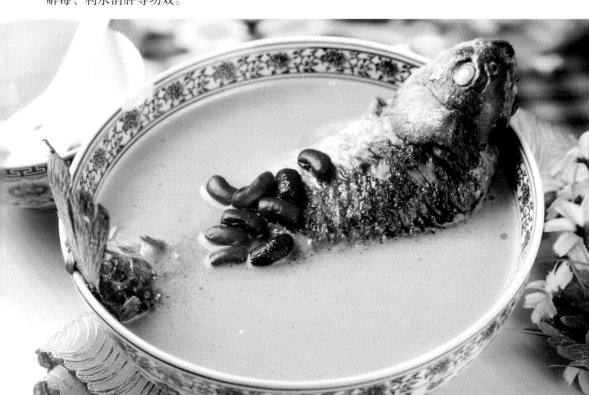

肺主一身之气，是调节全身气机的"枢纽"

中医把人体的五脏对应四季，认为每一脏腑的功能与其所对应季节的性质相关。而肺脏有主气机肃降的功能，与秋相应。因此，秋季养肺是顺应大自然的运化规律进行养生的重点。而在养肺的同时应该先给肺"洗洗澡""排排毒"，来恢复肺的最原始的状态和功能。

肺，在人体的脏腑中位置是最高的，所以肺有"五脏之华盖"的称谓。肺有两大功能——宣发和肃降。肺主宣发，是指肺气具有向上、向外、升宣、发散的生理功能，主要体现在：一是通过肺的宣发，排出体内的浊气；二是将卫气、津液和水谷精微布散周身，外达于皮毛，以营养身体、温润肌肤。肃降，即清肃、洁净和下降之意。肺主肃降的功能主要体现在以下三个方面：一是吸入自然界的清气；二是将吸入的清气及脾转输来的津液和水谷精微向下布散；三是肃清肺和呼吸道内的异物，以保持呼吸道的洁净。

肺的这两大功能相辅相成。如果两者失调，就会出现"肺气不宣"或"肺失肃降"的问题，从中我们可以看出肺与皮肤的关系非同一般。具体来说就是：

如果肺气不足，会使人稍微一运动就气喘吁吁，倦怠无力，反映在面容上则皮肤干燥、面容憔悴。

肺的宣发功能使卫气和津液输布全身，而卫气可以护卫肌肤表皮，防御外邪侵入，温煦肌肉，充实皮肤，滋养腠理，调节毛孔的开闭。如果肺的宣发功能失常，那么外邪就很容易侵袭表皮肌肤，表现为毛孔开闭失灵、皮肤粗糙、汗多、易长粉刺及小疙瘩。

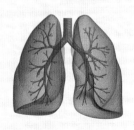

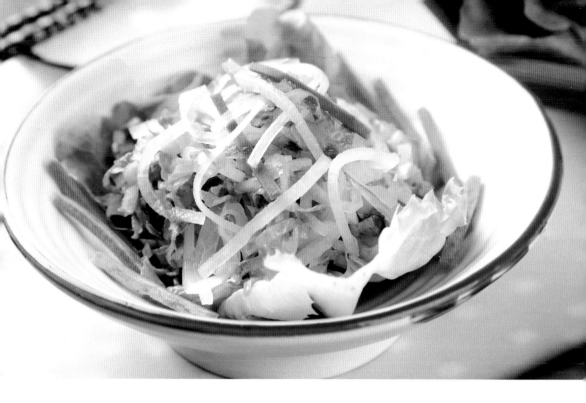

【白萝卜丝沙拉】

原 料

生菜50克，白萝卜70克，柠檬汁10毫升

调 料

蜂蜜5克，橄榄油10毫升，盐少许

做 法

1 洗净去皮的白萝卜切成丝；洗好的生菜切成丝。

2 锅中注入清水烧开，倒入白萝卜，煮至断生，捞出，放入凉水中过凉，捞出，沥干水分。

3 将白萝卜丝放入碗中，加入生菜、盐、柠檬汁、蜂蜜、橄榄油，搅匀。

4 将拌好的食材装入盘中即可。

养肺功效 ————————

白萝卜含有维生素、纤维素、芥子油、淀粉酶等营养成分，具有开胃消食、美容排毒等功效。

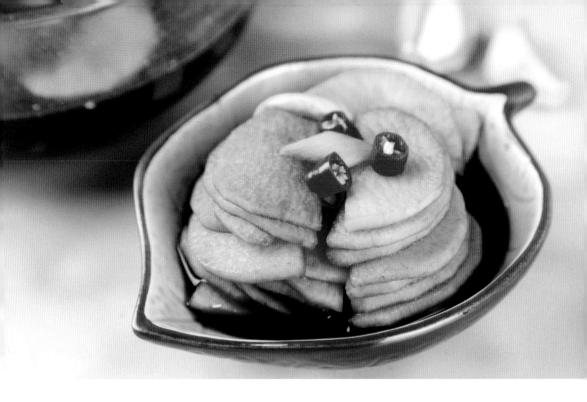

【酱腌白萝卜】

原 料

白萝卜350克，朝天椒圈、姜片、蒜头各少许

调 料

盐7克，白糖3克，生抽4毫升，老抽3毫升，陈醋3毫升

做 法

1 将洗净去皮的白萝卜切成片。

2 把白萝卜装入碗中，放入盐，拌匀，腌渍20分钟；白萝卜腌渍好，加入白糖，拌匀，倒入清水，清洗。

3 白萝卜放入生抽、老抽、陈醋、清水、姜片、蒜头、朝天椒圈，拌匀，用保鲜膜包裹密封好，腌渍24小时。

4 把保鲜膜去掉，将腌好的白萝卜装盘即可。

养肺功效 ——————

白萝卜含有维生素C和微量元素锌，具有解毒生津、利尿通便等功效，有助于增强机体的免疫功能，提高抗病能力。

【蒸白萝卜肉卷】

原料

白萝卜片150克，肉末50克，蒜末5克，姜末3克

调料

盐3克，生抽5毫升

做法

1 锅中注入清水烧开，放入白萝卜片。焯一会儿，至其变软后捞出，沥干水分。

2 把肉末装入碗中，加入生抽、盐、蒜末、姜末，拌匀，腌渍一会儿，制成馅料。

3 取放凉的萝卜片，放入馅料，包紧，制成肉卷，放在蒸盘中，摆放整齐。

4 备好电蒸锅，放入蒸盘，蒸约15分钟，至食材熟透，取出，稍微冷却后食用即可。

养肺功效 ————————

白萝卜含有淀粉酶、粗纤维、维生素C、铁等营养成分，具有增强食欲、止咳化痰、利尿通便等作用。

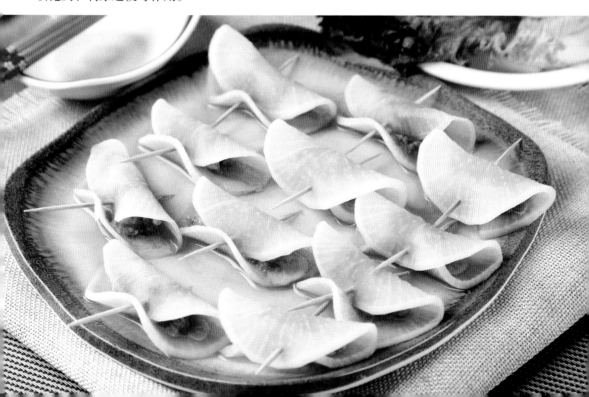

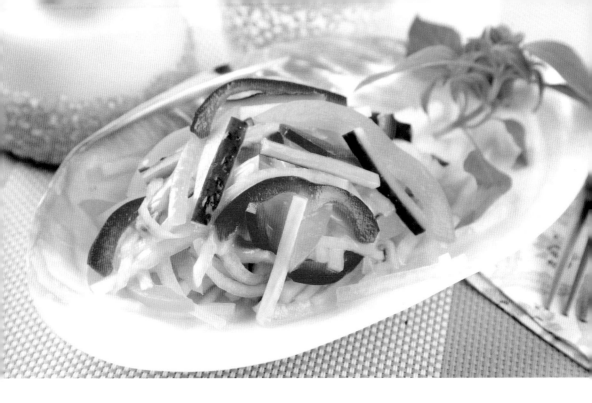

【白萝卜甜椒沙拉】

原料

黄瓜40克，彩椒60克，白萝卜80克

调料

盐2克，蛋黄酱适量

做法

1 洗净去皮的白萝卜切丝；洗好的黄瓜切成丝；洗净的彩椒去子，切成丝。

2 白萝卜丝装入碗中，加入1克盐，腌渍10分钟。

3 锅中注入清水烧开，倒入彩椒丝，搅匀，略煮一会儿，捞出，放入凉水中过凉，捞出，沥干水分。

4 萝卜丝压去多余水分，装入碗中，放入黄瓜丝、1克盐，拌匀，将拌好的食材装入盘中，挤上蛋黄酱即可。

养肺功效

彩椒含有维生素A、维生素C、维生素B_6、叶酸、钾等营养成分，具有健胃消食、利尿消肿、增强免疫力等功效。

【木耳山药】

原 料

水发木耳80克，去皮山药200克，圆椒40克，彩椒40克，葱段、姜片各少许

调 料

盐2克，鸡粉2克，蚝油3克，食用油适量

做 法

1 洗净的圆椒、彩椒均去子，切成块；洗净去皮的山药切成厚片。

2 锅中注入清水烧开，倒入山药片、木耳、圆椒块、彩椒片，拌匀，焯片刻至断生，捞出，沥干水分。

3 用油起锅，倒入姜片、葱段，爆香，放入蚝油，再放入焯好的食材，炒匀。

4 加入盐、鸡粉，翻炒片刻至入味，将炒好的菜肴盛出装入盘中即可。

养肺功效 ————————

黑木耳含有蛋白质、胡萝卜素、维生素B_1、维生素B_2、钙等物质，具有清肺、养血、降压、抗癌等作用。

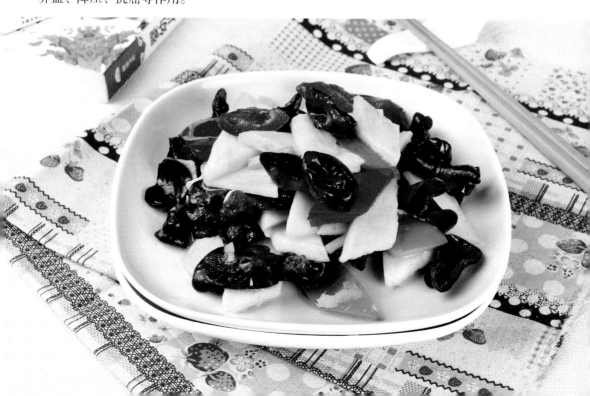

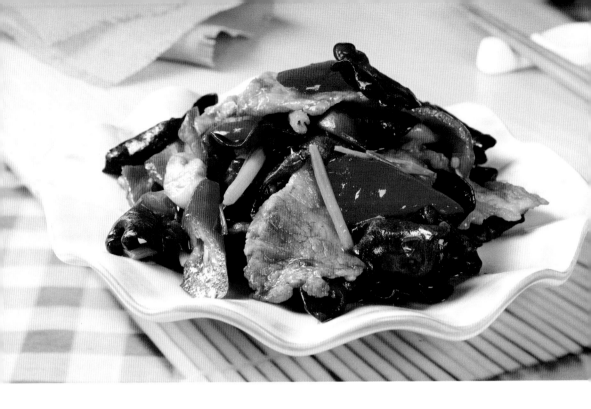

【五花肉炒黑木耳】

原 料

五花肉350克，水发黑木耳200克，红彩椒40克，香芹55克，豆瓣酱35克，蒜块、葱段各少许

调 料

盐、鸡粉各1克，生抽、水淀粉各5毫升，食用油适量

做 法

1 洗净的香芹切小段；洗好的红彩椒切滚刀块；洗净的五花肉切薄片。

2 热锅注油，倒入五花肉，煎炒2分钟至油脂析出，倒入蒜块、葱段、豆瓣酱，炒匀。

3 放入黑木耳、生抽、红彩椒、香芹，翻炒1分钟至熟。

4 加入盐、鸡粉，炒匀至入味，用水淀粉勾芡，翻炒至收汁，盛出菜肴，装盘即可。

养肺功效 ——————

黑木耳含蛋白质、钙、铁、胡萝卜素、B族维生素等物质，具有益气、止血止痛、补血活血等功效。

白菜木耳炒肉丝

原料：白菜80克，水发木耳60克，猪

瘦肉100克，红椒、蒜末、葱段各少许

调料：盐、料酒、食用油各适量

做 法

1 白菜切粗丝；木耳切小块；红椒切
条；猪瘦肉切成细丝。

2 肉丝装碗，加全部调料，拌匀腌渍。

3 用油起锅，加肉丝、蒜末、葱段，
爆香，加红椒、料酒、木耳、白
菜，炒软。

4 加入盐，翻炒至食材入味即可。

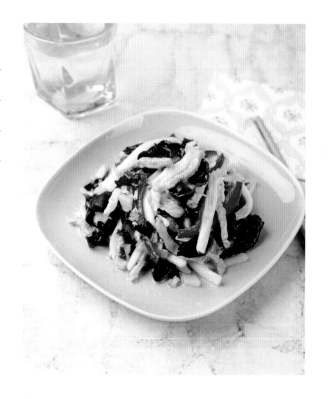

木耳枸杞蒸蛋

原料：鸡蛋2个，木耳1朵，水发枸杞

少许

调料：盐2克

做 法

1 洗净的木耳切粗条，改切成块。

2 取碗，打入鸡蛋，加入盐、温水、
木耳，拌匀。

3 蒸锅注入清水烧开，放上碗，蒸10
分钟至熟。

4 关火后取出蒸好的鸡蛋，放上枸杞
即可。

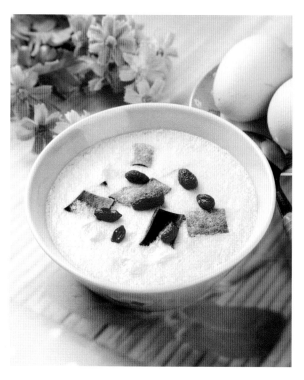

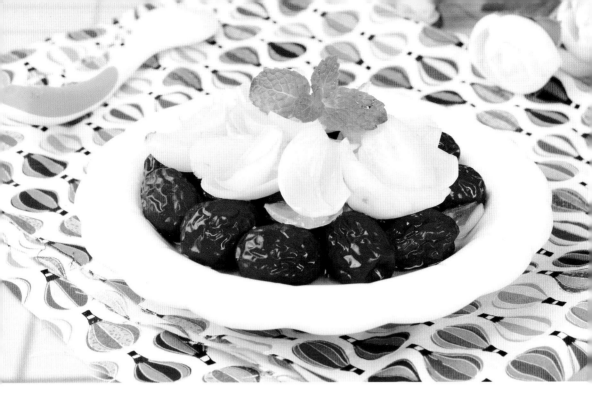

【大枣蒸百合】

原 料

鲜百合50克，大枣80克

调 料

冰糖20克

做 法

1 电蒸锅注清水烧开上汽，放入大枣，调转旋钮定时蒸20分钟，取出。

2 将备好的百合、冰糖摆放到大枣上，再次放入烧开的电蒸锅。

3 盖上锅盖，调转旋钮定时再蒸5分钟。

4 待5分钟后，掀开锅盖，取出即可。

养肺功效 ━━━━━━━━━

红枣含有蛋白质、胡萝卜素、维生素等成分，具有补益脾胃、调和药性、养血宁神等功效。

【润肺百合蒸雪梨】

原料

雪梨2个，鲜百合30克

调料

蜂蜜适量

做法

1 将洗净去皮的雪梨从四分之一处切开，掏空果核，制成雪梨盅，装在蒸盘中，填入洗净的鲜百合，淋上蜂蜜。

2 备好电蒸锅，烧开水后放入蒸盘。

3 盖上盖，蒸约15分钟，至食材熟透。

4 断电后揭盖，取出蒸盘，稍微冷却后即可食用。

养肺功效 ————————

雪梨含有柠檬酸、维生素B_1、维生素B_2、维生素C等营养成分，具有润肺清燥、止咳化痰等作用。

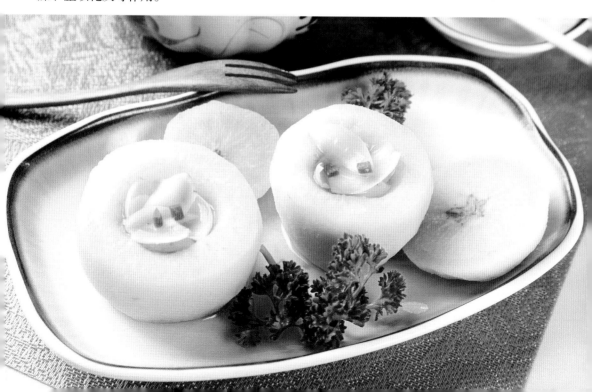

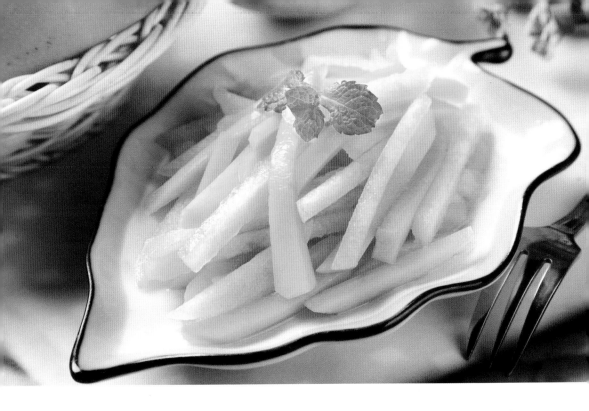

【芒果梨丝沙拉】

原 料

去皮芒果100克，去皮梨子100克，葡萄少许

调 料

蜂蜜少许

做 法

1 洗净的芒果切片，改切成丝。

2 洗好的梨子去内核，切成丝。

3 取一碗，放入芒果、梨子，挤入蜂蜜，用筷子搅拌均匀。

4 摆放在盘子中，放上切好的葡萄做装饰即可。

养肺功效 ————————

芒果含有胡萝卜素、维生素C、镁、磷、钾等营养成分，具有美容养颜、祛痰止咳、防治便秘等功效。

木瓜银耳汤

原料：木瓜200克，枸杞30克，水发莲

子65克，水发银耳95克

调料：冰糖40克

做 法

1 洗净的木瓜切块，待用。

2 砂锅注清水烧开，倒入木瓜、银
   耳、莲子，搅匀。

3 加盖，用大火煮开后转小火续煮30
   分钟至食材变软。

4 揭盖，加入枸杞、冰糖，拌匀，续
   煮10分钟至食材熟软入味，盛出煮
   好的甜品，装碗即可。

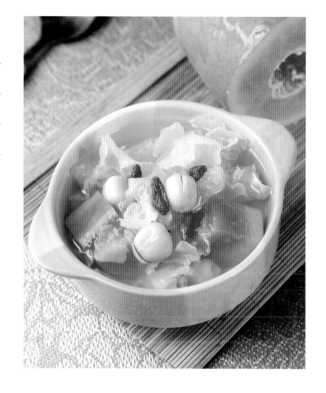

沙参玉竹雪梨银耳汤

原料：沙参15克，玉竹15克，雪梨150

克，水发银耳80克，苹果100克，杏仁

10克，大枣20克

调料：冰糖30克

做 法

1 雪梨、苹果分别去核，切块。

2 砂锅注清水烧开，放入全部食材，
   拌匀，煮2小时至有效成分析出。

3 加冰糖，拌匀，煮至冰糖溶化。

4 拌至入味，盛出煮好的汤即可。

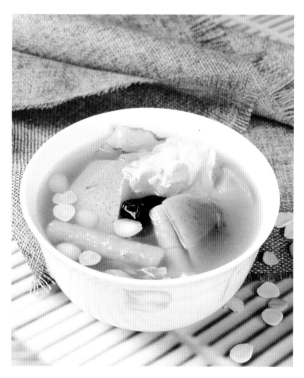

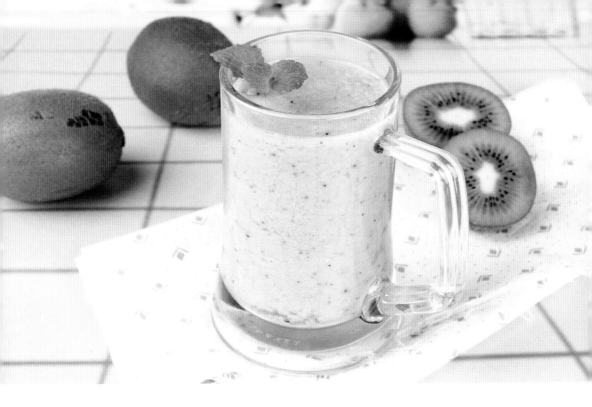

【蚕豆猕猴桃杏仁奶】

原料

去皮猕猴桃100克，蚕豆50克，酸奶100克，杏仁粉30克

调料

蜂蜜20克

做法

1　洗净去皮的猕猴桃切成块状。

2　锅中注入清水烧开，倒入蚕豆，搅拌片刻，焯至断生，捞出；将蚕豆放入凉水，去除表皮。

3　备好榨汁机，倒入猕猴桃块、去皮蚕豆、杏仁粉、酸奶、凉开水，盖上盖，调转旋钮至1挡，榨取杏仁奶。

4　打开盖，将榨好的杏仁奶倒入杯中，淋上蜂蜜即可饮用。

养肺功效 ————————

猕猴桃含有叶酸、胡萝卜素、钙、黄体素、氨基酸、天然肌醇等成分，具有清热解毒、活血消肿、祛风利湿等功效。

【胡萝卜大杏仁沙拉】

原料

胡萝卜80克，大杏仁10克，生菜50克，柠檬汁10毫升

调料

蜂蜜3克，橄榄油10毫升，盐少许

做法

1 洗净去皮的胡萝卜切条切丁；择洗好的生菜切成段。

2 取碗，加入胡萝卜、生菜、杏仁。

3 加入盐、柠檬汁、蜂蜜、橄榄油，搅拌匀。

4 将拌好的食材装入盘中即可。

养肺功效 ——————————

胡萝卜含有蔗糖、葡萄糖、淀粉、胡萝卜素、钾、钙等成分，具有保护视力、增强免疫力、健脾养胃等功效。

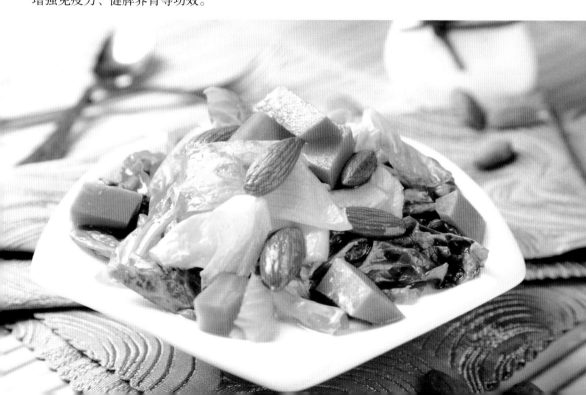

肾藏精，
是气血的"银行"

肾脏是女性的宝贝，所有女性脸上、身上的一切瑕疵以及衰老的痕迹，都可以依靠肾脏来抹去。肾是先天之本，明代张介宾《类经图翼·大宝论》中特别强调说："天之宝，只此一丸红日；人之大宝，只此一息真阳。"这里说的"人之大宝"即是指肾。肾是人体生长、发育、生殖之源，如果肾出了问题，就相当于我们的生命之源受到了阻碍，人就会提前进入衰老。

具体来说，如果我们的肾脏衰弱，反映到身体上就会出现月经量少或经期短的问题。另外，人还会感觉特别疲惫，没有精神。

对于爱美的女性来说，还有更可怕的。那就是本应该精致美丽的俏脸容易出现水肿、黑眼圈、眼袋。因为肾脏管理体内的水液的排泄，一旦肾脏的功能变弱，造成毒素堆积，那么排出多余水液的能力就会降低，水肿等问题也就成了自然的事了。另外，有些美女还容易下颌长痘。因为脸的下颌部位是由肾来管辖，肾的排毒不足，多余的毒素会表现在下颌部位。

《黄帝内经》中说："骨髓坚固，气血皆从，如是则内外调和，邪不能害，耳目聪明，气血如故。"《素问·逆调论》："肾不生则髓不能满。"在这些中医典籍中，我们的祖先很早就表明：肾精能化生骨髓。肾精的盈亏决定骨髓及脑髓的满空。从这个角度来说，肾的健康与否不但决定一个人是否挺拔，还决定他是否聪明，因为肾还主"脑髓"。

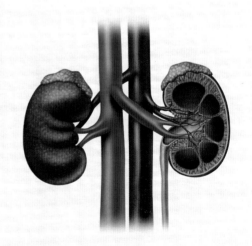

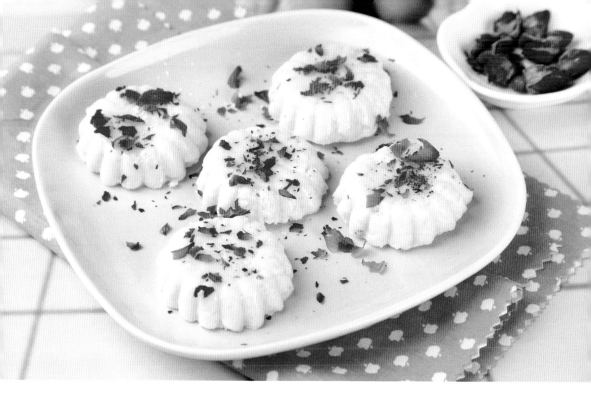

【玫瑰山药】

原 料

去皮山药150克，奶粉20克，玫瑰花5克

调 料

白糖20克

做 法

1 取出已烧开上汽的电蒸锅，放入山药，调好时间旋钮，蒸20分钟至熟。

2 取出蒸好的山药，装进保鲜袋，倒入白糖，放入奶粉。

3 将山药压成泥状，装盘，取出模具，逐一填满山药泥，用勺子稍稍按压紧实。

4 待山药泥稍定型后取出，反扣放入盘中，撒上掰碎的玫瑰花瓣即可。

补肾功效 ────────

山药含有黏液蛋白、淀粉酶、多巴胺、胆碱、卵磷脂等营养成分，具有健脾胃、补肾精、滋阴等功效。

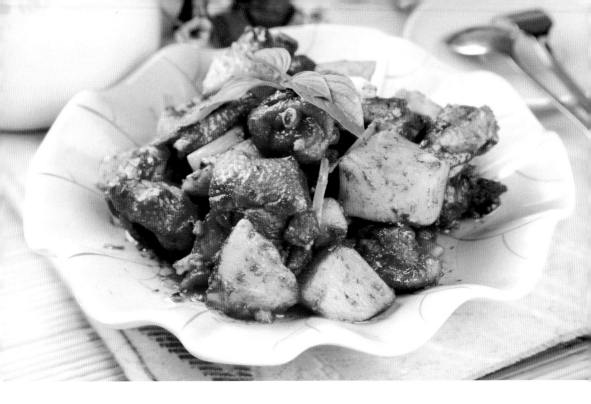

【山药酱焖鸭】

原料

鸭肉块400克，山药250克，黄豆酱20克，姜片、葱段、桂皮、八角各少许，绍兴黄酒70毫升

调料

盐、鸡粉各2克，生抽、白糖、水淀粉、食用油各适量

做法

1 将去皮洗净的山药切滚刀块；锅中注清水烧开，倒入洗净的鸭肉块，汆去血渍，捞出。

2 油爆八角、桂皮、姜片，放入鸭肉块炒匀，倒入黄豆酱，淋生抽，炒匀。

3 倒入绍兴黄酒，注入清水，煮沸，加盐，转小火焖至食材熟软。

4 倒入山药，拌匀，用小火续煮至食材熟透，加入鸡粉、白糖，撒上葱段，炒出葱香味，用水淀粉勾芡即可。

补肾功效 ———————

鸭肉含有蛋白质、维生素A、维生素E、钙、镁、铁等营养成分，具有滋阴、补肾、止咳化痰等功效。

【山药紫薯甜心】

原料

山药块200克，紫薯块200克

调料

白糖15克，炼奶30克

做法

1 备好电蒸锅，烧开水后放入山药块和紫薯块，蒸约30分钟，至食材熟透。

2 取出蒸熟的山药和紫薯，放凉后将山药去皮，加入炼奶，红薯配上白糖，压碎，制成山药泥与紫薯泥。

3 再取两个模具，分别放入山药泥和紫薯泥，压紧。

4 最后将做好的甜心脱模，放在盘中，摆好盘即可。

补肾功效 ————————

紫薯营养丰富，具有抗疲劳、抗衰老、补肾补血、促进肠胃蠕动等作用。

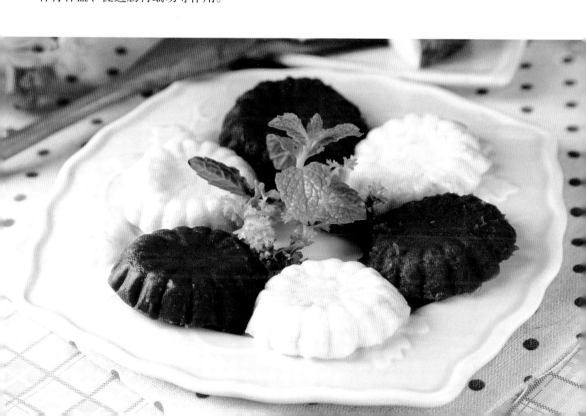

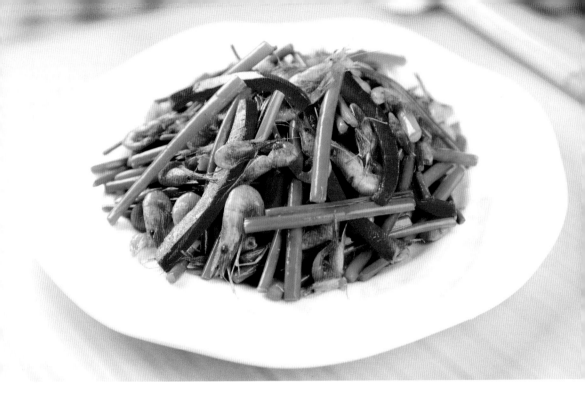

【韭菜薹炒河虾】

原 料

韭菜薹165克，河虾85克，红椒少许

调 料

蚝油4克，盐、鸡粉、水淀粉、食用油各适量

做 法

1 将洗净的红椒切粗丝；洗好的韭菜薹切长段。

2 用油起锅，倒入备好的河虾，炒匀，至其呈亮红色。

3 放入红椒丝，炒匀，倒入切好的韭菜薹，用大火翻炒至其变软，加入盐、鸡粉、蚝油。

4 再用水淀粉勾芡，至食材入味，盛出炒好的菜肴，装在盘中即成。

补肾功效 ——————

韭菜薹含有维生素B$_2$、烟酸、膳食纤维、铁、锌等营养成分，具有增强食欲、促进消化、增强肝肾功能等作用。

【韭菜盒子】

原料

高筋面粉50克，低筋面粉200克，肉末200克，韭菜粒100克

调料

盐5克，鸡粉、白糖、蚝油、生抽、芝麻油、食用油各适量

补肾功效 ————

猪肉具有滋养脏腑、滑润肌肤、补中益气、滋阴养胃之功效。

做法

1 取一大碗，放入肉末、2克盐、清水，拌至起浆上劲，加鸡粉、白糖、蚝油、生抽、韭菜粒、芝麻油，制成韭菜肉馅。

2 将高筋面粉、低筋面粉混合，加热水，搅匀烫面，加3克盐拌匀，揉搓成光滑的面团，摘数个大小相同的小剂子。

3 取肉馅放入面皮中，再盖上一张面皮，收口，捏出花边，制成韭菜盒子生坯。

4 取蒸盘，刷食用油，放韭菜盒子生坯，放入蒸锅，蒸5分钟，取出；锅中加油烧热，夹韭菜盒子生坯，煎至焦黄，将煎好的韭菜盒子取出即可。

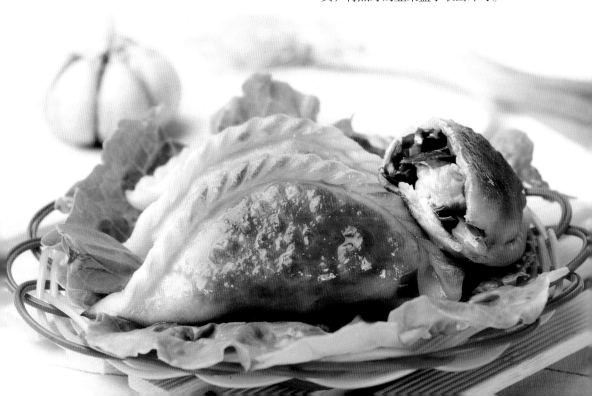

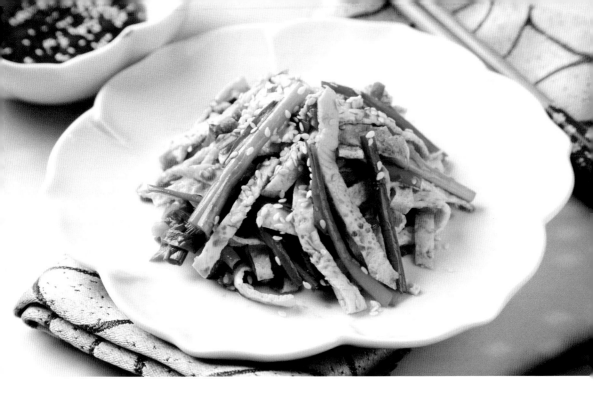

【蛋丝拌韭菜】

原料

韭菜80克，鸡蛋1个，生姜15克，白芝麻、蒜末各适量

调料

白糖、鸡粉各1克，生抽、香醋、花椒油、芝麻油各5毫升，辣椒油10毫升，食用油适量

补肾功效 ————————

韭菜含有蛋白质、糖类、胡萝卜素、钙、磷、铁等多种营养物质，具有祛寒散瘀、补肾壮阳等功效。

做法

1 锅中注清水烧开，倒入洗净的韭菜，焯至断生，捞出，稍放凉后将其切成小段。

2 洗净的生姜切成末；取一碗，打入鸡蛋搅散，倒入油锅，煎至两面微焦，修整齐，切成丝。

3 取一碗，倒入姜末、蒜末，加入生抽、白糖、鸡粉、香醋、花椒油、辣椒油、芝麻油，拌匀，制成酱汁。

4 取一碗，倒入韭菜、蛋丝，拌匀，撒上白芝麻，淋上酱汁，拌匀，摆在盘中，浇上剩余酱汁，撒上白芝麻即可。

紫米核桃大枣粥

原料：水发紫米250克，水发红豆150
克，核桃仁8克，大枣3枚

调料：红糖15克

做 法

1 砂锅中注入适量清水，倒入备好的
红豆、紫米，加入大枣、核桃仁，
拌匀。

2 加盖，大火煮开转小火煮1小时至
食材熟软。

3 揭盖，倒入红糖，拌匀，将煮好的
粥盛出装入碗中即可。

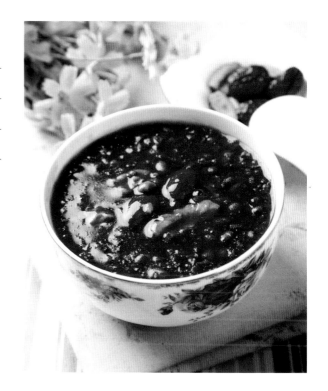

浓香黑芝麻糊

原料：糯米100克，黑芝麻100克

调料：白糖20克

做 法

1 锅置火上，放黑芝麻，炒香，装盘。

2 备好搅拌机，将黑芝麻磨成黑芝麻
粉末；糯米粉倒入干磨杯中，磨成
糯米粉末。

3 砂锅中注清水烧开，分次加糯米
粉，拌至黏稠状，分次倒入黑芝麻
粉，拌至和糯米浆均匀融合。

4 加白糖拌匀，盛出芝麻糊即可。

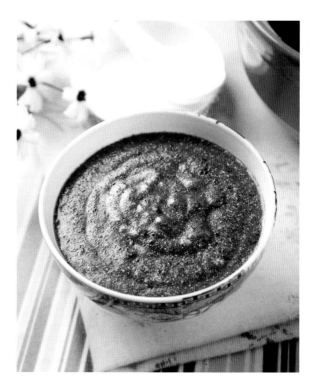

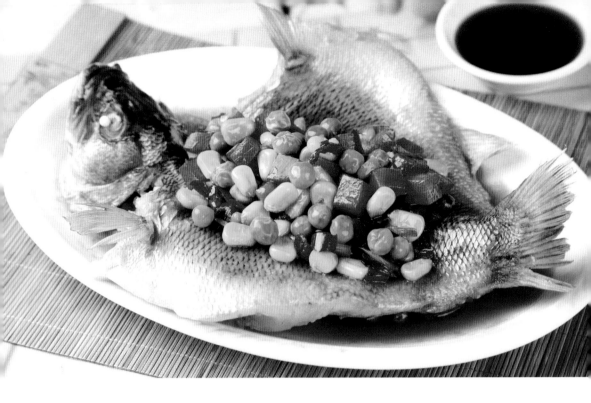

【满堂彩蒸鲈鱼】

原料

鲈鱼350克，胡萝卜30克，玉米粒30克，豌豆30克，剁椒10克，葱段8克，姜片7克

调料

蒸鱼豉油10毫升，料酒8毫升，盐2克，鸡粉2克，食用油适量

补肾功效 —————————

鲈鱼富含蛋白质、维生素A、B族维生素、钙、镁、锌、硒等成分，具有补益肝肾、益筋骨、调和肠胃等功效。

做法

1 洗净去皮的胡萝卜切成丁；处理好的鲈鱼肚皮部分切开一点，在鱼的身上均匀地抹上盐。

2 再在鱼身上淋上料酒，摆上几片姜片；热锅注油烧热，倒入葱段、剩余姜片，爆香。

3 倒入胡萝卜、玉米粒、豌豆，翻炒均匀，再放入蒸鱼豉油、剁椒，翻炒至入味。

4 放入鸡粉，翻炒片刻，将炒好的料浇在鲈鱼身上，放入电蒸锅蒸约10分钟至熟即可。

【豉汁蒸鲈鱼】

原料

鲈鱼500克，豆豉25克，红椒丝10克，葱丝、姜丝各少许

调料

料酒10毫升，盐3克，生抽、食用油各适量

做法

1 处理好的鲈鱼背上划上一字花刀。

2 在鲈鱼身上放上料酒、盐，并涂抹均匀。

3 蒸锅上火烧开，放上鲈鱼，蒸2分钟，撒上豆豉，续蒸6分钟至熟，取出鲈鱼，将鲈鱼移至大盘中，放上姜丝、葱丝、红椒丝。

4 热锅注油，大火烧热，将热油浇在鱼身上，再淋上生抽即可。

补肾功效 ————————

鲈鱼含有蛋白质、维生素A、B族维生素、钙、镁、锌等成分，具有开胃消食、增强免疫力、补中益气等功效。

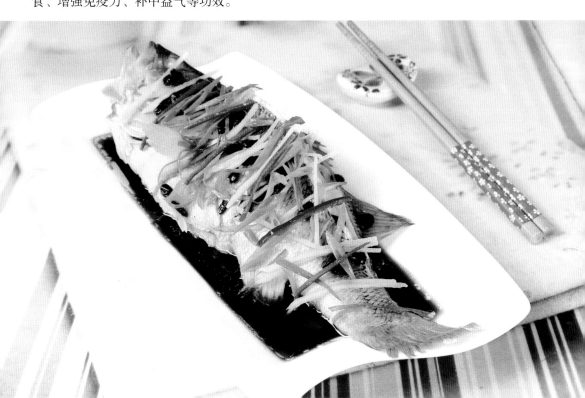

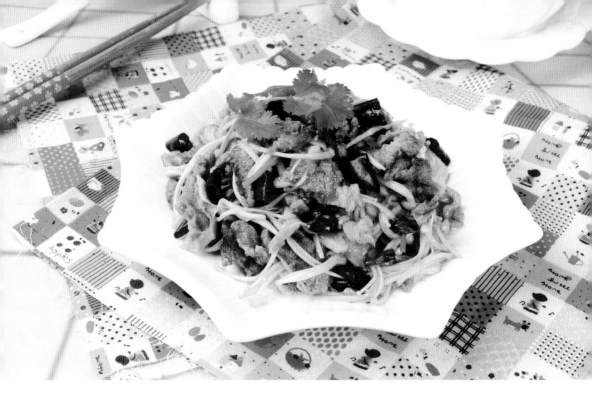

【金针菇炒羊肉卷】

原料

羊肉卷170克，金针菇200克，干辣椒30克，姜片、蒜片、葱段、香菜段各少许

调料

料酒8毫升，生抽10毫升，盐4克，水淀粉4毫升，老抽2毫升，蚝油4克，鸡粉2克，白胡椒粉、食用油各适量

做法

1 洗净的羊肉卷切成片；洗净的金针菇切去根部。

2 羊肉片装入碗中，加入4毫升料酒、5毫升生抽、2克盐、白胡椒粉、水淀粉，拌匀，腌渍片刻。

3 锅中注入清水烧开，倒入金针菇，搅匀，焯至断生，捞出，沥干水分；倒入羊肉片，搅匀，氽去杂质，捞出，沥干水分。

4 用油起锅，倒入姜片、蒜片、葱段，爆香，倒入干辣椒、羊肉片，炒匀，放入4毫升料酒、5毫升生抽、老抽、蚝油、金针菇，翻炒片刻，加入2克盐、鸡粉、香菜段，炒香，将炒好的菜肴盛出装入盘中即可。

补肾功效 ————————

金针菇含有蛋白质、B族维生素、多糖、纤维素，可提升免疫力、消除疲劳、促进新陈代谢、改善虚弱体质。

紫米芡实粥

原料：水发紫米80克，水发芡实40克

调料：白糖20克

做 法

1. 砂锅中注入800毫升清水烧开，倒入泡发好的紫米、芡实，拌匀。

2. 加盖，煮开后转小火煮40分钟。

3. 揭盖，倒入白糖，充分拌匀至白糖溶化。

4. 将煮好的粥盛入碗中即可。

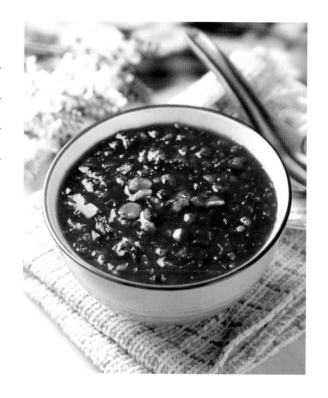

芡实莲子粥

原料：水发大米120克，水发莲子75克，水发芡实90克

做 法

1. 砂锅中注入清水烧开，倒入芡实、莲子，搅拌一会儿，煮约10分钟至其熟软。

2. 倒入洗净的大米，搅拌片刻，煮约30分钟至食材完全熟软。

3. 揭开锅盖，持续搅拌片刻。

4. 将煮好的粥盛出，装入碗中即可。

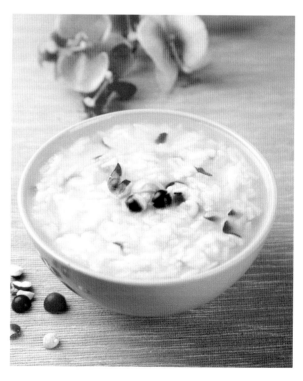

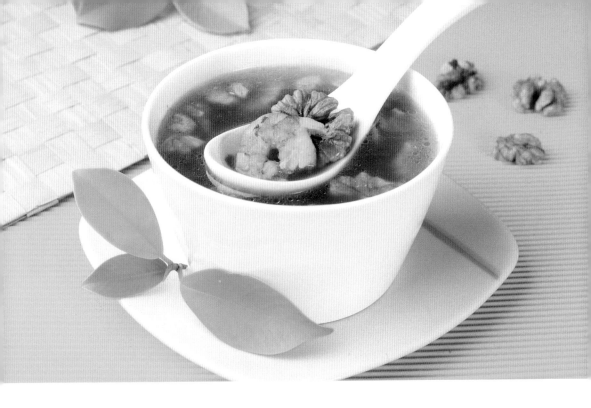

【核桃虾仁汤】

原 料

虾仁95克,核桃仁80克,姜片少许

调 料

盐、鸡粉各2克,白胡椒粉3克,料酒5毫升,食用油适量

做 法

1 锅置于火上,注入食用油,放入姜片,爆香。

2 倒入虾仁,淋入料酒,炒香,注入清水。

3 加盖,煮约2分钟至沸腾。

4 放入核桃仁,加入盐、鸡粉、白胡椒粉,拌匀,煮约2分钟至沸腾,盛出煮好的汤,装入碗中即可。

补肾功效 ——————

核桃含有蛋白质、不饱和脂肪酸、维生素E、钙等营养成分,具有益智健脑、健胃、补血、润肺、安神等功效。

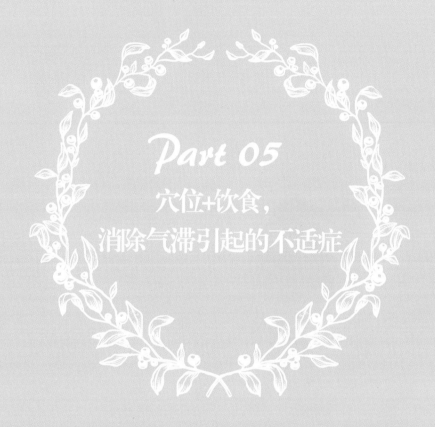

Part 05

穴位+饮食，
消除气滞引起的不适症

充足的气血是健康的基础，
也是女性美丽的根本所在，
想要容颜美丽，一定要保养好气血。
坚持运动的同时，调整饮食和生活习惯，
配以调理气血的穴位按摩、刮痧疗法，
才能气血充盈，养好身体。

情志抑郁

当人精神受到刺激，或病邪侵扰，阻遏肝经，都会导致肝气不畅，影响肝脏的疏泄条达功能。肝的疏泄功能异常，疏泄不及则会引起气机瘀滞，出现情志抑郁、胸胁或少腹胀满窜痛。情志抑郁者容易发怒、常叹息、咽部有异物感。

按摩疗法

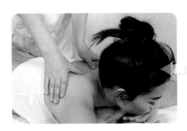

1.肺俞穴

定位：肺俞位于背部，第3胸椎棘突下，旁开1.5寸。

按摩：四指合拢做支撑点，大拇指的指腹点按1~3分钟。

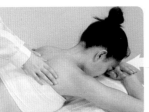

2.心俞穴

定位：心俞位于背部，当第5胸椎棘突下，旁开1.5寸。

按摩：四指合拢做支撑点，大拇指的指腹点按1~3分钟。

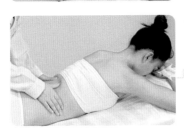

3.三焦俞穴

定位：三焦俞位于腰部，第2腰椎棘突下，旁开1.5寸。

按摩：用大拇指的指腹推按至潮红发热。

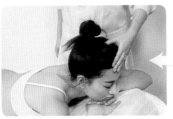

4.百会穴

定位：百会位于人体的头顶正中央，后发际正中之上7寸处。

按摩：用大拇指指腹按揉，感到酸胀时，由轻到重，顺时针揉动20次。

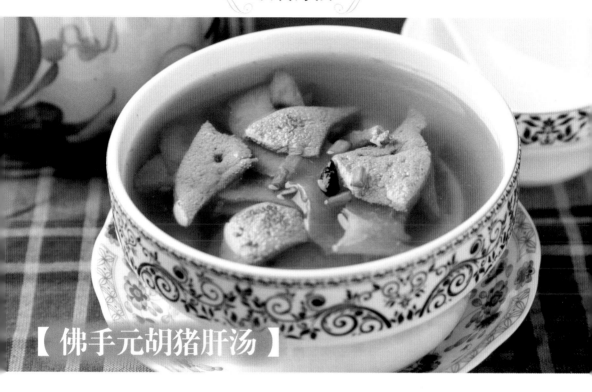

【佛手元胡猪肝汤】

原料

猪肝270克，佛手、元胡、制香附、姜片、葱花各少许

调料

盐2克，鸡粉2克，料酒4毫升，胡椒粉2克，水淀粉4毫升

调理功效 ——————————

佛手疏肝理气、和胃止痛、燥湿化痰，用于肝胃气滞、胸胁胀痛、胃脘痞满、食少呕吐、咳嗽痰多等病症。

做法

1 洗好的猪肝切片，放入碗中，加入1克盐、1克鸡粉、水淀粉。

2 淋入料酒，拌匀，腌渍约10分钟至其入味，备用。

3 砂锅中注清水烧热，倒入佛手、元胡、制香附，撒上姜片，用中小火煮约15分钟。

4 加入1克盐、1克鸡粉调味，放入猪肝，拌匀，用大火略煮一会儿，撒上胡椒粉，拌至食材入味，撇去浮沫，撒上葱花，拌匀即可。

月经不调

　　气滞血瘀导致的月经不调是女性最为常见的月经不调类型。如果小腹出现胀闷疼痛的症状，而且排出来的月经是黑色的，多属于气滞血瘀型月经不调，需要通过一些活血化瘀的办法来改善这种症状。

刮痧疗法

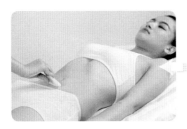

1.气海穴

定位：气海位于下腹部，前正中线上，当脐下1.5寸。

刮痧：穴位抹经络油，以面刮法从上往下刮拭气海穴30次，可不出痧。

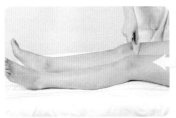

2.血海穴

定位：血海位于髌骨内缘上2寸，当股四头肌内侧头的隆起处。

刮痧：穴位涂经络油，以面刮法从上而下刮拭，力度微重，以出痧为度。

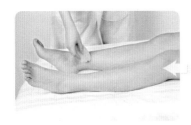

3.三阴交穴

定位：三阴交位于小腿内侧，当足内踝尖上3寸，胫骨内侧缘后方。

刮痧：穴位涂经络油，角刮法从上而下刮拭，力度微重，出痧为度。

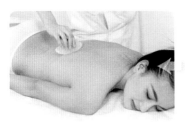

4.肝俞穴

定位：肝俞位于背部，第九胸椎棘突下旁开1.5寸。

刮痧：穴位上抹上经络油，用面刮法从上向下刮拭肝俞穴3～5分钟。

饮食疗法

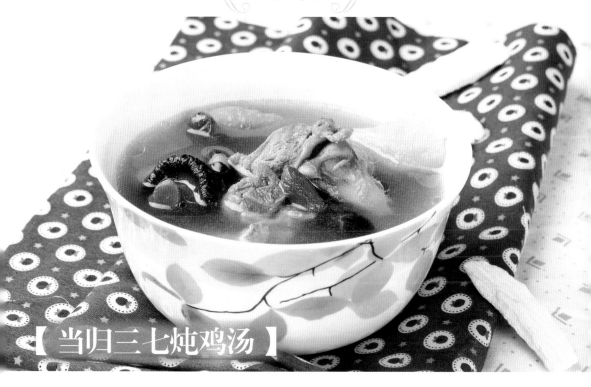

【 当归三七炖鸡汤 】

原料

当归5克，三七3克，黑豆30克，怀山
药10克，枸杞5克，小香菇10克，土鸡
块150克

调料

盐2克

调理功效 ————————

当归能补血调经，三七具活血散瘀、止
痛之效，三七与当归同用，有很好的调
经活血效果。

做法

1 将黑豆、小香菇、当归、三七、山
药、枸杞分别清洗干净，再泡发。

2 锅中注清水烧开，放入洗净的土鸡
块，氽去血渍后捞出。

3 砂锅中注清水，倒入土鸡块，放入
泡发好的小香菇、当归、三七、山
药和黑豆，大火烧开后转小火煲煮
至食材熟软。

4 倒入泡好的枸杞，用小火续煮至食
材熟透，放入盐调味，略煮一小会
儿即可。

不思饮食

当脾胃气滞时，脾胃的功能受阻，则会产生胃脘隐痛、腹胀纳呆、不思饮食、食后腹胀、呕恶嗳气等症状，严重影响人体健康。因此平时要养成一个好的饮食及生活习惯，保持心情舒畅，避免情志抑郁不舒，这样才能使脾胃功能保持一个正常的状态。

按摩疗法

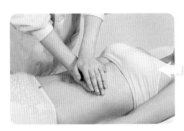

1.中脘穴

定位：中脘位于上腹部，前正中线上，当脐上4寸。

按摩：双手重叠贴穴位，以顺、逆时针方向旋转按揉1～2分钟。

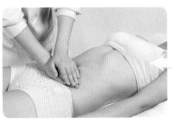

2.气海穴

定位：气海位于下腹部正中线上，当脐下1.5寸处。

按摩：双手掌重叠贴小腹的穴位，顺、逆时针方向旋转按摩1～2分钟。

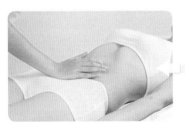

3.关元穴

定位：关元位于下腹部，前正中线上，当脐下3寸。

按摩：双手掌重叠贴小腹穴位，顺、逆时针方向旋转按摩1～2分钟。

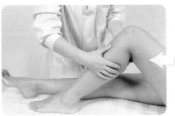

4.足三里穴

定位：足三里位于外膝眼下3寸，距胫骨前嵴1横指。

按摩：左、右手拇指指峰分别贴于左、右侧足三里按揉1～2分钟。

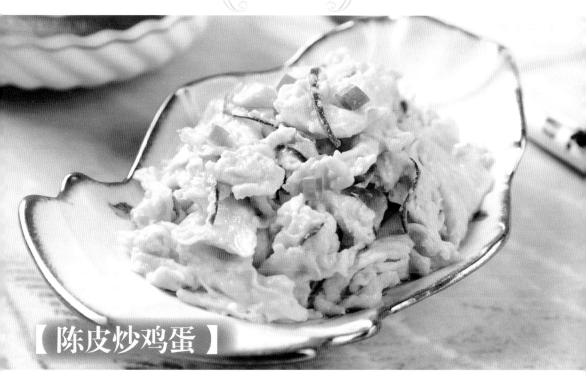

【 陈皮炒鸡蛋 】

原 料

鸡蛋3个,水发陈皮5克,姜汁100毫升,葱花少许

调 料

盐3克,水淀粉、食用油各适量

做 法

1 洗好的陈皮切丝。

2 取一个碗,打入鸡蛋,加入陈皮丝、盐、姜汁,搅散,倒入水淀粉,拌匀,待用。

3 用油起锅,倒入蛋液,炒至鸡蛋成形。

4 撒上葱花,略炒片刻,盛出炒好的菜肴,装入盘中即可

调理功效 ——————

陈皮有理气健脾、燥湿化痰的作用,用于脘腹胀满、食少吐泻、咳嗽痰多等病症。

失眠多梦

梦是正常的生理现象，而失眠多梦与深睡眠期时间短、睡眠深度不够、睡眠质量不高有密切关系。常由精神紧张、思虑过度、苦恼忧虑、心事重重等原因引起的肝气郁结或心火旺所致。所以在日常生活中大家要学会减轻压力、改善情绪。

刮痧疗法

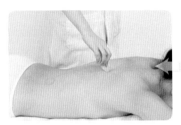

1.心俞穴

定位：心俞位于背部，当第五胸椎棘突下，旁开1.5寸。

刮痧：穴位涂经络油，用刮痧板刮拭左右心俞穴30次，以出痧为度。

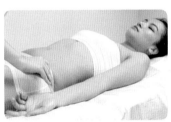

2.神门穴

定位：神门位于腕部，腕掌侧横纹尺侧端，尺侧腕屈肌肌腱的桡侧凹陷处。

刮痧：穴位涂经络油，用刮痧板刮拭双手神门穴各30次，可不出痧。

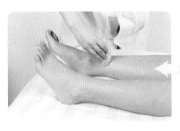

3.三阴交穴

定位：三阴交位于小腿内侧，当足内踝尖上3寸，胫骨内侧缘后方。

刮痧：穴位涂经络油，用角刮法从上至下刮拭30次，以出痧为度。

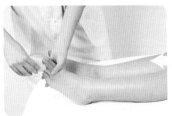

4.足窍阴穴

定位：足窍阴位于足第四趾末节外侧，距趾甲角0.1寸。

刮痧：穴位涂经络油，用角刮法刮拭足窍阴穴30次，可不出痧。

饮食疗法

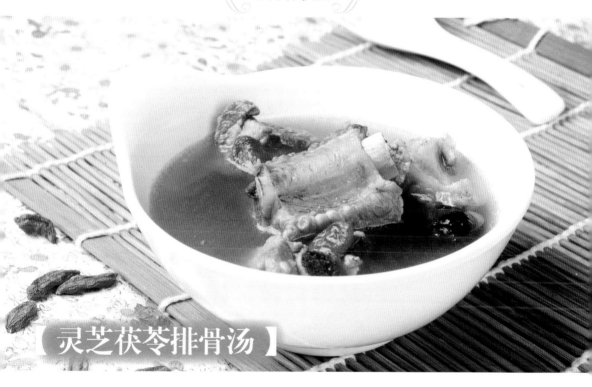

【灵芝茯苓排骨汤】

原料

灵芝片5克，葛根5克，枸杞5克，茯苓10克，白芍5克，大枣10克，排骨100克

调料

盐适量

调理功效 ————

此汤有清利湿热、健脾化痰、养心安神等作用。

做法

1 将灵芝、葛根、茯苓、白芍洗净，装入滤渣袋，收紧口放入碗中，再注入清水，浸泡10分钟。

2 将大枣、枸杞分别洗净，装入碗中，分别注清水泡发10分钟。

3 锅中注清水烧开，倒入排骨，氽去血水，捞出；砂锅注清水，倒入隔渣袋、大枣、排骨，开大火煮开转小火煮100分钟。

4 加入枸杞，搅拌片刻，小火继续煮20分钟，加入少许盐，搅匀调味即可。

肤色暗沉

气滞血瘀者易出现体内血液运行不畅或内出血不能消散而成瘀血内阻的体质，常表现为面色晦黯，皮肤粗糙呈褐色，色素沉着，或有紫斑、口唇黯淡、舌质青紫。长此以往，皮肤会慢慢变得暗沉，没有光泽。

刮痧疗法

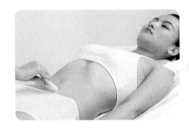

1.气海穴

定位：气海位于下腹部，前正中线上，当脐下1.5寸。

刮痧：穴位抹经络油，用面刮法从上往下刮拭气海穴30次，可不出痧。

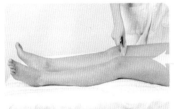

2.血海穴

定位：屈膝，髌骨内上缘上2寸，股四头肌内侧头的隆起处即为血海穴。

刮痧：穴位涂经络油，用面刮法从上而下刮拭穴位，力微重，以出痧为度。

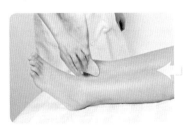

3.太溪穴

定位：太溪位于足内侧，内踝后方，内踝尖与跟腱之间的凹陷处。

刮痧：穴位涂经络油，用点按法刮拭太溪穴，由轻至重，刮15~30次。

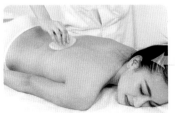

4.肝俞穴

定位：肝俞位于背部，当第九胸椎棘突下，旁开1.5寸。

刮痧：穴位上抹上经络油，用面刮法从上向下刮拭肝俞穴3~5分钟。

饮食疗法

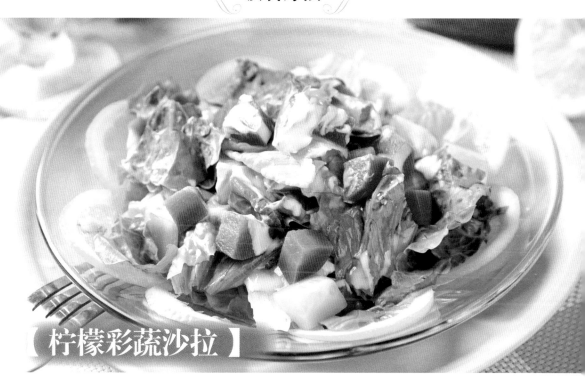

【柠檬彩蔬沙拉】

原料

生菜60克，柠檬20克，黄瓜50克，胡萝卜50克，酸奶50毫升

调料

蜂蜜少许

调理功效 ————————

此沙拉中有生菜、柠檬、黄瓜、胡萝卜，富含维生素C，经常食用能改善肤色，美白嫩肤。

做法

1 择洗好的生菜用手撕成小段，放入碗中。

2 洗净去皮的胡萝卜切成丁；洗净去皮的黄瓜切成丁；洗净的柠檬切成薄片。

3 锅中注清水烧开，倒入胡萝卜，搅匀，略煮片刻至断生，捞出，沥干水分待用。

4 将黄瓜丁、胡萝卜丁倒入生菜碗中，搅拌匀，取一个盘子，摆上柠檬片，倒入拌好的食材，浇上酸奶，放入少许蜂蜜调味即可。

饮食疗法

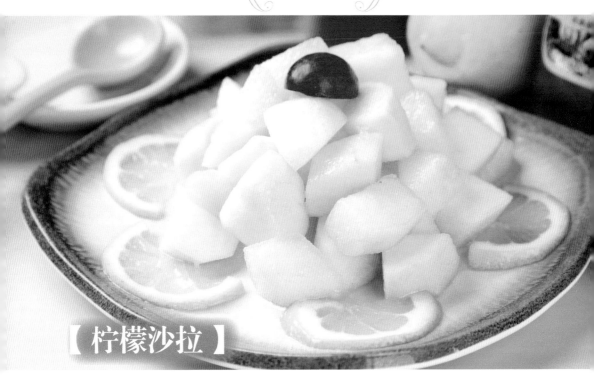

【柠檬沙拉】

原 料

柠檬50克，雪梨250克，苹果300克，葡萄少许

调 料

蜂蜜少许

做 法

1 洗净的苹果去皮，去核，切成块；洗好的雪梨去皮，去子，切成块。

2 取一碗，放入雪梨、苹果，挤入柠檬汁，倒入蜂蜜，搅拌均匀。

3 将挤过汁的柠檬切片，摆放在盘子周围。

4 将拌好的沙拉倒在盘子中，用切好的葡萄做装饰即可。

调理功效

柠檬含有柠檬酸、B族维生素、维生素C、钙、镁、锌等营养成分，具有开胃消食、清热解毒、美白护肤等功效。

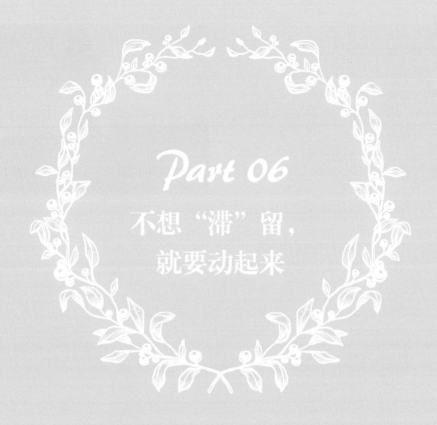

Part 06

不想"滞"留，
就要动起来

养生最重视的是气血充足且通畅，
人之生来自气血的运转，
人之死是因为气散血停，
气血阻而生病，气血虚亏而生殆神弱。
运动能够加快血液循环的速度，
疏通经络、强化心脏功能，
提高清除体内垃圾的能力。在坚持运动的同时，
也要调整饮食、睡眠等生活习惯，才能气血充盈。

徒步、登山——补气的有氧运动

登山是极佳的有氧运动，可以促进新陈代谢、加速血液循环，还可以提高耐力和腿部力量，增强心肺功能。周末约上朋友去徒步、登山，让自己置身于大自然中，既是很好的休闲方式，也是一种很好的有氧运动，与健身房里枯燥的跑步机和器械训练相比，徒步、登山更能尽情呼吸、痛快流汗，把一周的烦闷和疲劳通通丢掉。

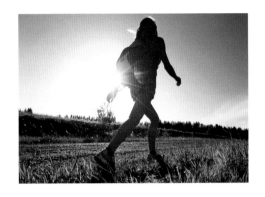

NO.1 徒步、登山前的准备

①出行前要进行周密的计划。包括路程、食宿、天气、脚力、所带装备、预计时间等，并考虑到恶劣天气等不可抗拒因素。

②徒步、登山最好结伴而行，至少三人。登山伴侣最好选择身体状况良好、独立且有一定团队意识的互相熟知的朋友，有男性朋友结伴而行更安全。

③登山要赶早不赶晚，因为早上天气较为稳定，适宜登山。中午暴晒、气温最高的时候，要经常找遮阴处休息。

④较长时间的徒步旅行，要提前预定住宿地点。

⑤出发前和旅途中要随时留意天气预报。

⑥户外运动可能发生崴脚、骨折、摔伤等意外。要对急救知识有一定了解，例如摔倒后如何检查脊椎是否受伤，如果发生骨折如何简单地固定，如何移动伤员等。

NO.2 足够的食物和水

旅途中可以带高热量又不占空间的食物，比如牛肉干、士力架和其他压缩食品。饮用水以每天1.5升计算，可根据徒步路线的难易度、环境、气温等因素适当调整。

NO.3 舒适的背包

准备两个包，小包15～30升，大包45～60升。一般一日来回的短途徒步、登山可以背小包，要露营的时候背大包。徒步路程越长，需要携带的东西就越多，而女性的肩背是很脆弱的，在负重徒步、登山过程中可能走不了几步就会有酸痛的感觉，减少了户外活动的乐趣。形状较为坚挺的背包，能将重量完美地转移到背部、髋部，肩膀受力很小或者几乎不受力，软塌塌的背包则做不到这一点。另外，背包的面料要耐刮、耐磨损、防水。

NO.4 鞋、袜

一般的郊游活动可以穿轻便的运动休闲鞋，而应对更复杂的路况时就需要专业徒步登山鞋。一双好的鞋子应该防滑性能好、抓地力强，可以让你从容地通过如碎石路等各种路段；在徒步过程中，脚踝是最容易受伤的，所以徒步鞋的鞋帮一定要能够包住脚踝，以保证突发情况下不会崴到脚。袜子需要有较好的排汗、透气功能。

NO.5 衣帽

可以选择透气、速干面料的内、外衣和冲锋衣，透气性好又轻便。尽量不要选择棉质衣服，尤其不能穿牛仔裤。纯棉有着良好的吸湿能力，加之吸热大，让人在炎炎夏日下感觉更加闷热和潮湿。与毛或棉质的衣物相比，在外界条件相同的情况下，速干面料的衣物能将汗水迅速地转移到衣服的表面，通过空气流通将汗水蒸发，从而达到速干的目的，一般的速干衣的干燥速度比棉织物要快50%。

徒步时遮阳帽要选择有防晒、防紫外线功能，快干透气凉爽材料制作的圆边帽，这样即使是大汗淋漓的情况下，照样也能保持干爽凉快。

准备一双轻便的手套，手掌面是防水涂层、手背透气，在户外很多地方需要抓树干、石头等，就方便很多。

NO.6 登山杖

在凹凸不平或坡度较大不好走的地方，使用登山杖能避免摔倒，同时极大地缓解膝盖压力，尤其是下山时，比护膝好用很多。所以登山杖是一般徒步、登山活动中最有用的保护方式之一。

跑步——通畅气血养生法

跑步属于有氧运动，它能使全身的肌肉有节律地收缩和松弛，加快气血运行，适当进行慢跑，能让凝滞的气血"活"起来。人的最大心率=220-实际年龄，跑步速度越快、时间越长，心脏的跳动越快、泵血量越多。

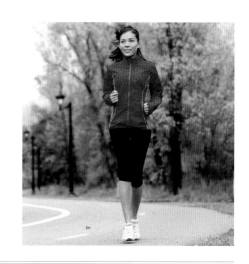

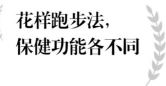
花样跑步法，保健功能各不同

1 慢速跑步法

一般慢跑时感到轻松舒服，无疲劳感，呼吸自然、有规律，稍有气喘，心率控制在最大心率的50%~60%，即每分钟110次左右。一般每周练2~3次，每次跑20~40分钟。慢跑是一种初始阶段的有氧训练，有助于减轻压力，长期坚持对呼吸系统、心血管系统等有明显的健身效益，但是对脂肪和糖分消耗量较小。

2 中速跑步法

中速跑步法是速度在6~8千米/小时或心率在150次/分左右的跑步方法。这种健身跑步法是较流行的中等强度健身法，对增强心脏功能、调节内脏平衡等有显著的效果。但练习前应注意做好准备和放松活动，练习感到明显疲劳就要停止跑步，做放松和拉伸练习。

3 快速跑步法

快速跑步法为全力向前跑的方法，练习时心率一般都在人体最高水平的80%~100%，190次/分左右。这种跑法运动强度较大，持续时间较短，一般几秒钟，但可以循环间歇练习。练习中应做好准备活动和放松整理活动，防止疲劳过度。这种方法对提高肌肉功能以及心脏功能有一定作用。但是患有慢性病、心脑血管疾病、肝病、肾病的人不能练习。

4 变速跑步法

采用快慢结合、走跑结合的交替练习方法。这种跑步法特别适合体质较差的女性和中老年人群，可根据个人锻炼水平，控制练习的时间和跑速。一般来说，体质较好的可快跑与慢跑交替进行，体质较差的可慢跑与走步交替，练习时间控制在感到疲劳明显时结束练习，做一些放松活动，并循序渐进增加运动量。

5 原地跑步法

在固定的一块小地方做原地跑步动作的练习方法。在房间里、阳台上都可以持续练习，不受场地、气候、设备条件限制，是一种较方便的锻炼方法。但一般要练习10分钟以上，才相当于慢跑800米的运动量。因此，原地跑要求练习时间较长，大腿尽量抬高，频率快，锻炼效果会更好。

跑步时要注意补水

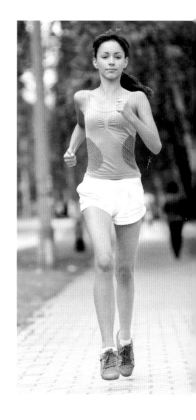

一般而言，运动在1小时内的饮用普通饮料即可，但不能选择含二氧化碳的饮料；1小时以上的，饮用含葡萄糖的运动饮料也就足够；进行大强度高热量消耗的运动时建议饮用低聚糖饮料；如果是想运动减体重的话，建议不饮用运动饮料。

运动会消耗大量的肌糖原和维生素，出汗导致钾、钠等电解质大量丢失，如果不及时进行补充就会引起水分不足，加重心血管系统的工作负担，妨碍体温调节，降低运动能力。出汗后适合饮用的是含糖量5%以下，并含有钾、钠、钙、镁等无机盐的碱性饮料。

不仅运动中需要补充水分，运动前后也都应该补充。具体说来，运动前应该喝2杯水（300～400毫升）；运动中，每15～20分钟，喝半杯水（100毫升左右）；运动后，喝3杯水（500～600毫升）。喝水时切忌猛灌，应该分多次少量饮用。

中医认为，"气虚"会使人体表防卫力量薄弱，体内水分更容易散失，所以气虚的人剧烈运动时更容易大汗淋漓。因此气血虚的人慢跑时间不要太长，要根据自身情况调整，开始时跑30～45分钟，每个星期逐渐增加。因为大量流汗，要注意补充水分和无机盐。

注意保护膝盖

跑步时，膝盖需要承受约为体重的8倍的压力，所以跑步损伤大部分是膝盖的损伤。正确的跑步姿势和跑前、跑后拉伸对于预防膝关节损伤非常重要。当感到膝盖疼痛时，要停止一切剧烈的运动，注意保暖，疼痛缓解后再进行温和的膝盖附近肌肉锻炼。

正确地进行拉伸，不仅能保护膝盖，还能有效预防各种跑步损伤。

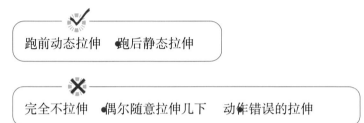

跑前动态拉伸　跑后静态拉伸

完全不拉伸　偶尔随意拉伸几下　动作错误的拉伸

跑步的好处

保持年轻 坚持跑步能加强新陈代谢，延迟骨骼的退行性改变，预防老年性骨与关节病的发生，从而延缓衰老。

增强心肺功能 心肺功能指的是人的摄氧和转化氧气成为能量的能力。跑步过程中，需要调动心脏的泵血功能、肺部摄氧及交换气体能力、血液循环系统携带氧气至全身各部位的效率，以及肌肉使用这些氧气的功能。运动中，心脏跳动的频率和功效都大大提高，心跳、血压和血管壁的弹性也随着升高。

改善颈部、肩部、脊椎 经常坐在电脑前的人或多或少都会有一些颈椎、肩部的问题，正确的跑步姿势要求背部挺直放松，长期坚持会对颈椎及肩部的不适有很大改善。

强化心脏功能 坚持跑步会让你有强大的心血管系统功能。在提高最大摄氧量的同时向身体各个器官输送的氧量大大增加，各个器官的工作质量自然大大提高。另外中长跑会加速血液循环，使冠状动脉有足够的血液供给心肌，从而预防各种心脏病。通过下肢的运动，促使静脉血流回心脏，还预防静脉内血栓形成。

促进血液循环 有了强大的心脏血管系统，跑者的血液质量也好于常人，身体对长期中长跑发生的适应性改变可促进血液循环，改善新陈代谢，降低血脂和胆固醇水平。

调理肠胃 中长跑使人情绪饱满乐观，有助于增进食欲，同时使胃肠蠕动力增强，消化液分泌增多，加强消化功能，促进营养吸收，使肠胃功能大大改善。

提高睡眠质量 通过跑步，大脑的供血、供氧量可以提升25%，这样夜晚的睡眠质量也会跟着提高。

调节内分泌 经常跑步能促进新陈代谢，并调节神经系统功能，从而改善内分泌功能，有助于调节月经、减少妇科疾病。

美化腰、腹、臀部线条 跑步对身材的改变最先体现在腰臀部的线条，很多人都有过这样的体验，开始跑一段时间后，体重没有明显减轻，但是身材明显改善了，尤其是腰线变得更漂亮。坚持长期跑步可以有效去掉腹部的脂肪，使你拥有健美、平坦的小腹。

强化全身肌肉 长期中长跑可增强肺部呼吸肌、心脏肌肉、颈部肌肉、胸腔肌肉、手臂肌及腰部、臀部、大腿、小腿、足部等处的肌肉，使各处肌肉不易堆积乳酸或二氧化碳等代谢物，从而让肌肉更结实、健美。

强壮骨骼 长期中长跑可提高各关节的强度，韧带的柔软度。重力的刺激能增加骨骼的密度和强度，避免骨质疏松的发生。

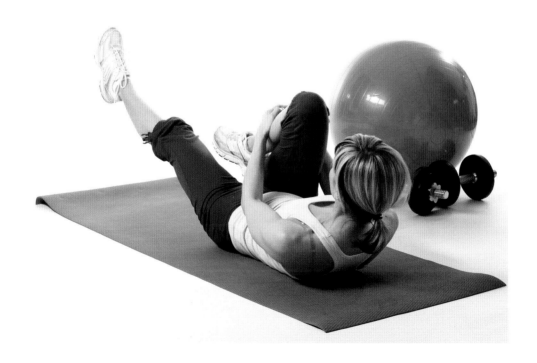

跳绳—— 一边跳，一边补气血

跳绳是一项简单、老少皆宜又有很多好处的有氧运动，且需要的器械简单，对场地也没有太多要求，所以在全民健身的今天非常普及。不仅如此，专业的拳击运动员也需要每天大量练习跳绳来提高自己的反应能力和身体灵活性。

跳绳对膝关节的冲击比跑步小，而效果决不亚于跑步，对心肺功能和协调能力很有效，坚持锻炼对人有很多好处，而且还能减肥。跳绳运动道具简单，携带方便，只要能坚持下来，有百利无一害。

最常见的跳绳动作是身体直立、两腿并拢，以脚尖着地进行快速跳绳。这种跳绳方法对减肥塑身有很好的效果，但由于身体直立，易损伤脚踝和膝关节，膝关节很有可能受伤，因为要承重分散压力的关系，膝关节与半月板的摩擦还有韧带的拉伸比较频繁，建议在跳绳的时候膝盖微弯，可以减轻膝关节的压力；尽量用脚尖着地，且身体微微前倾，减少足跟与地面的接触面积和时间，能防止运动损伤。

还有很多其他较高难度的跳绳动作，如单脚屈膝、双绳等，如果姿势不当，很容易造成膝关节、踝关节的损伤，所以要根据自己的水平循序渐进进行练习，不要轻易尝试不适合自己的高难度动作。

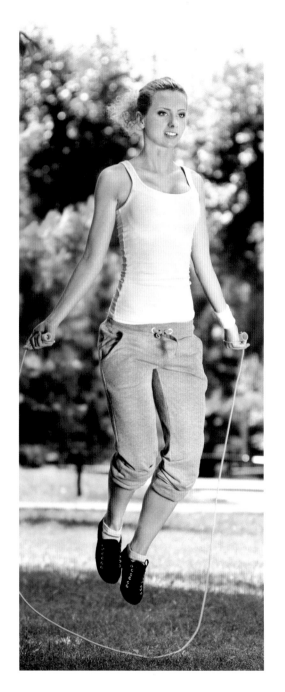

游泳——给你好气血好身材

由于游泳时水的阻力远远大于陆上运动时空气的阻力，同样的运动距离需要消耗较多的热量；同时，水的导热性大于空气24倍，水温一般低于气温，这也有利于散热和热量的消耗。因此，游泳时消耗的能量较跑步等陆上项目大许多，故减肥效果更为明显。

对于肥胖和膝关节损伤的人来说，游泳可避免下肢和腰部运动性损伤。游泳时肥胖者的体重有相当一部分被水的浮力承受，下肢和腰部会因此轻松许多，关节和骨骼损伤的危险性大大降低。

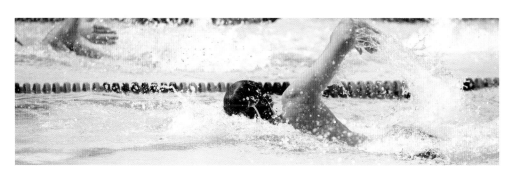

游泳不仅是锻炼身体的好方法，也是治疗多种慢性病的理想手段。

◆ 慢性呼吸系统疾病

经常参加游泳活动，使胸肌、膈肌和肋间肌等呼吸肌得到锻炼，从而改善了肺的通气功能，提高了呼吸效率；游泳时胸廓处在水中，由于水对胸廓的压力，吸气时要克服水对胸廓的压力，呼气时，在水对胸廓压力的作用下有利于气体从肺内排出，这样能使肺泡的伸缩弹性得到锻炼，加强了肺泡的弹性。

◆ 肥胖症

游泳时，由于水的密度和传热性比空气大，所以消耗的能量比陆地上多。实验表明，在12℃的水中停留4分钟所散发的热量，相当于同样温度在陆地上停留1小时所散发的热量。这些能量的供应要靠消耗体内的糖和脂肪来补充。

◆ 关节炎

由于水的浮力作用，游泳者不需要用双腿来支撑体重，主要关节部位处于放松状态，又能锻炼肌肉和韧带功能，增加关节部位的血液循环，从而促进炎症消退。

◆ 神经衰弱症

游泳能使大脑皮层的兴奋性增高，指挥功能增强。水流能使全身肌肉放松，使紧张的神经得到休息，对失眠、健忘、忧郁症、神经衰弱亦有很好的疗效。

瑜伽——让你的气血更通畅

瑜伽能拉伸全身的肌肉、韧带和软组织，促进血液循环、调理阴阳平衡、调理气血和免疫功能。练习瑜伽能提升身体的能量，但能量的提升也需要以自身储存的能量为依托。所以练习的同时应该补充更多蛋白质和益气补血的食品，讲究营养的均衡，平日的饮食里除了营养丰富的谷物和豆类、水果、蔬菜外，更需要补充优质的动物蛋白和坚果。

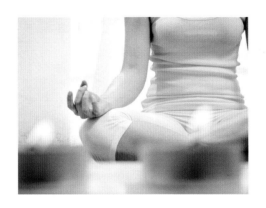

蜂鸣式调息法

【动作要点】练习时，调笑嬉闹会让身体产生不稳定的动作，让心境无法处在平衡的状态。

【功效】此动作可以提升呼吸质量，加大血液中的氧气含量，滋养身心；活动口腔，紧致面部肌肤；消除咽喉不适，让声音更甜美；对高血压、心脏病、失眠等病症还有辅助治疗作用。

【操作】

1.腰背挺直，自然坐在垫子上，双腿交叉，双手放在膝盖上，下颌抵住锁骨处，眼睛看向脚跟。身体放松，感受从头到脚的气息和血液的不断流动。

2.食指放在耳垂上，双手上臂与肩部平行。双眼微闭，下颌微微内收，保持脊椎伸直。缓慢呼出气体，倾听身体内部的声音。重复2～3次。

三角转动式

【动作要点】练习该式时，要注意左右髋部处在同一水平面；翻转身体时，肩部、胸部朝上打开，扩张胸腔，完全地扭转上半身；上抬的手臂带动上半身往上延展。

【功效】此姿势能刺激人颈部的运动，改善面部的血液循环，从而有效地解决面部的暗疮和皮肤粗糙问题；打开咽喉，清理体内垃圾。

【操作】

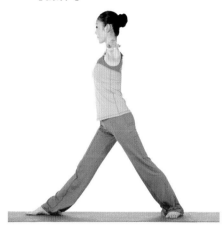

1.站姿，两腿分开大约两个肩宽，脚尖朝前。吸气，手臂侧平举，感觉手臂向身体两侧延伸。右脚外转90°，左脚微微内转，右脚后跟与左脚弓在同一直线上。

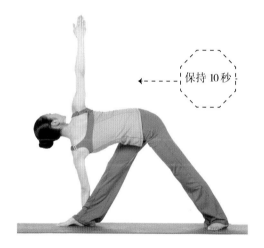

保持 10 秒

2.呼气，身体前屈，从小腹处向右扭转身体，依次扭转胸部、肩部、头部，向上举起右臂，停留保持5~8次呼吸后，还原身体，换边重复练习。

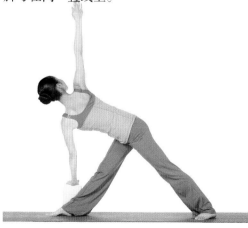

简易式：身体向后侧扭转时，在手下放置一块瑜伽砖或者手臂放在小腿外侧，都可以减轻腰部的压力，但脊柱身体一定不要下吊，伸直的手臂带动身体往上延伸。

简单坐转体式

【动作要点】练习此式时，需要保持身体脊柱的伸直，以脊柱为轴线、尾椎为轴心向身体一侧平直扭转，这样在扭转时便不会使脊椎弯曲，给背部造成压力和损伤。

【功效】练习这个体式，可以有效锻炼脊椎、矫正高低肩；刺激腰部和背部的肌群，增强背部弹性，缓解腰背酸痛；灵活膝关节，促进血液循环。

【操作】

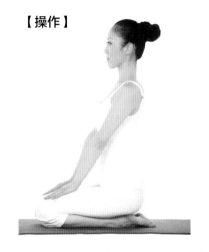

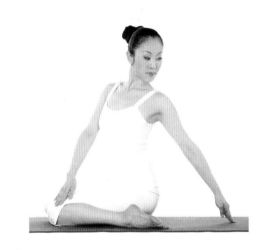

1.简易坐的坐姿预备。双手放在大腿上，眼睛看向前方，脊椎向上充分伸展。

2.呼气，臀部坐到双腿右侧，身体左转，右手落在左膝上方，左手落于身后，下颌微微内收。

3.吸气时，身体进一步左转，把左手手背放在右侧腰处，保持3～5次呼吸的时间。慢慢还原身体，换边练习。

保持 10 秒 - - - →

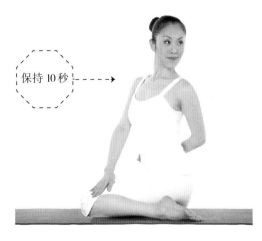

猫式

【动作要点】练习这个体式时，注意肩部不要耸起，以免颈椎、脊椎得不到充分的伸展；同时，身体也得不到充分的放松，反而可能增加肩颈压力，造成肩颈疲劳与酸痛。

【功效】练习此式可以充分伸展背部、腿部和肩膀，改善血液循环，消除肩背酸痛和疲劳，对痛经、经期紊乱有很好的调理效果；能够让脊椎得到适当的伸展，增加身体的灵活性；有一定的瘦腰功效，适合久坐不动的职场女性。

【操作】

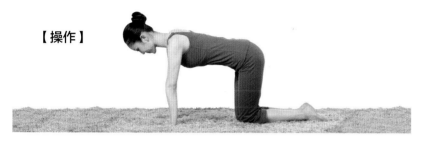

1.四足跪姿，双膝微微分开；臀部收紧，大腿绷直，与地面保持垂直；双臂伸直撑地，与地面垂直。

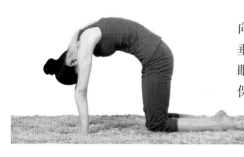

2.吸气，慢慢地将盆骨翘高，腰部向下压，使背部脊椎呈曲线状；肩膀下垂，便于脊椎的伸展；头部慢慢抬起，眼睛注视斜上方，不要过分把头抬高，保持3～5次呼吸的时间。

3.呼气，腹部收紧，慢慢将背部向上拱起，带动脸向下方，注视大腿的位置，感受背部的伸展，保持3～5次呼吸的时间。

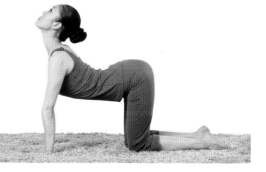

半英雄式全伸展

【动作要点】练习这个体式时，注意膝盖不要弯曲，这样不仅不能拉伸腿部后侧肌肉，还有可能拉伤腿部的韧带；背部的弯曲和双肩上耸，也会让肩颈肌肉变得紧张僵硬。

【功效】练习这个体式可以打开骶骨区，刺激脊椎神经和坐骨神经；加强背部肌肉的锻炼；加速身体的血液循环，清除体内垃圾。

【操作】

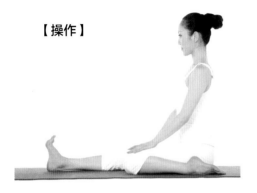

1.双腿并拢伸直端坐在垫子上，弯曲左腿，左小腿放在左大腿外侧。吸气，脊椎向上延伸，身体放松，颈椎、腰椎都保持在同一直线上。

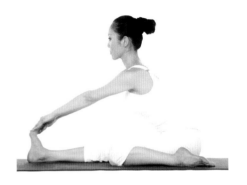

2.呼气，上身前倾，双手去抓右脚脚趾，右脚绷起，右膝盖向下压不要弯曲。臀部不要抬离地面，腰和背伸直。

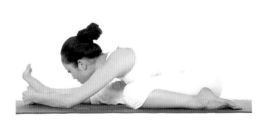

3.继续呼气，脊柱一节一节往下延伸，腹部、胸部、下巴依次分别贴近大腿、膝盖和小腿胫骨处。

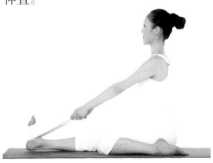

简易式：

初学者或者腰、腿部韧性不够的练习者，可以使用毛巾或者瑜伽带进行辅助练习，在练习过程中保持腰背平直伸展、腿部绷直拉伸即可。

树式

【动作要点】练习此式时，要循序渐进，千万不能操之过急，容易出现的问题是抬高的那条腿无法打开髋部、脊柱弯曲，这些都有可能使人失去身体平衡，受到伤害。

【功效】这个体式能提高平衡能力；加强腿部、胸部和背部的肌肉力量与耐力；修饰双臂和背部的线条，对久坐形成的不良体态有很好的纠正作用。

【操作】

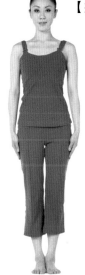

1.挺直腰背站立，双腿并拢，双手放在身体两侧，肩膀微微打开、放平，眼睛看向前方。

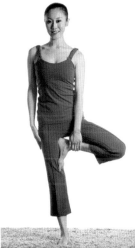

2.吸气，曲左膝，抬高左腿，重心转移到右脚，左手帮助左脚跟放置在右腿根部，靠近会阴处，身体伸直，呼气。

3.挺直腰背，稳定身体，吸气，双臂抬起在胸前合十；左腿膝盖朝外打开，脚心抵住右大腿内侧，控制左脚不往下滑。

4.呼气时，双臂沿着身体中线向上抬起，推举过头，上臂夹于耳后，伸直双臂，停留保持5~8次呼吸的时间，每次呼气时都将肚脐内收上提。吸气时收回双臂，恢复到开始的姿势，换边练习。

鹰式

【动作要点】练习这个体式时，应尽量保持好呼吸，手臂交叠后，手肘尽量上抬，令上臂保持在与地面平行的位置，这样手臂才能得到更有效的拉伸。

【功效】锻炼整体的平衡性，协调手部和肩部的关节，使手臂更灵活；锻炼双臂的韧性，收紧双臂松弛的肌肉，使手臂线条更美；活动手腕关节。

【操作】

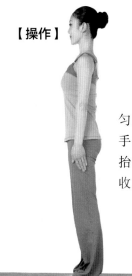

1.站姿，重心均匀分布在双脚上，双手自然垂落在体侧，抬头挺胸，小腹内收，肩膀放松。

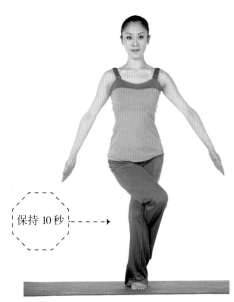

保持 10 秒 ----→

2.吸气，双手微微在体侧抬高，重心移至左脚脚掌上，右膝弯曲，缠住左腿，右脚脚背钩住左小腿，稳定住身体后，呼气。

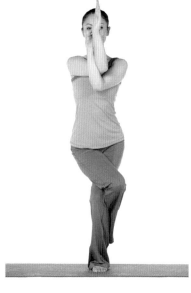

3.呼气，双腿夹紧，向上抬起双臂，两臂肘关节交叠，前臂环绕，使双手掌心相对，保持5～8次呼吸的时间。吸气时松开手肘、双腿，换边重复练习。

鸽子式

【动作要点】练习此式时最忌含胸驼背，阻碍呼吸的顺畅进行，引起胸闷、腰酸等不适，不仅达不到训练效果，还极易引起手臂、双腿以及腰背肌肉疲劳。

【功效】打开胸腔，温和按摩内脏器官，增加肺活量，提高呼吸系统的功能，增加血液中氧气的供给；强化训练手臂后侧、大腿前侧和臀部肌肉。

【操作】

1.坐姿，左膝弯曲，左脚跟靠近会阴处，脚背贴地；右腿打开向外伸直，小腿向后；双手自然放松于体侧。

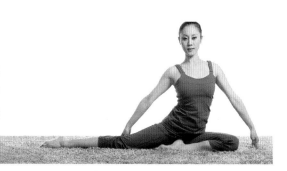

2.吸气，将右脚尖放在右肘弯，左手上抬与右手相扣，两肩放平；呼气，保持身体平稳，重心向下压，眼睛注视右脚尖。

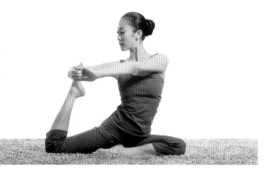

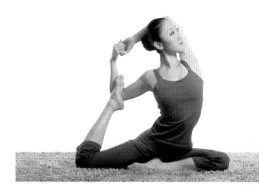

3.吸气，双手抬起相扣于头后，头部转向左上方，胸腔向外打开；臀部收紧下压，保持姿势3次呼吸的时间。呼气时放下右脚，恢复到开始的姿势，左右腿交换练习。

半弓式

【动作要点】停留伸展时，左右骨盆与腹部应贴近地面，利用腰腹的力量保持身体平稳；双肩应尽量向外打开，但要保持左右肩部在同一水平线上，不要耸肩。

【功效】有效地调整体态，消除肩背赘肉，加强脊柱弹性，美化背部线条；强化手臂和腰腹力量，紧缩上臂大腿肌肉，减少腰腹脂肪，紧实臀部。

【操作】　　　　　1.保持基本卧姿，身体放松。

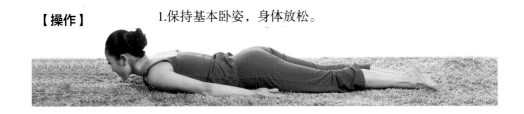

2.吸气，右腿向后抬起，左手抓住右脚脚踝；胸部向上抬起，腹部与左右骨盆都不要离地。

3.呼气，右手弯曲扶地，左手抓住右脚，进一步向上伸展，骨盆不要离地，保持2次呼吸的时间。

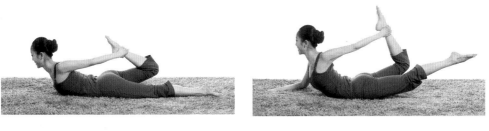

保持 10 秒

4.再次呼气时，手臂、腿同时向上向两侧伸展，保持1次呼吸的时间。吸气时恢复卧姿，换边进行练习。

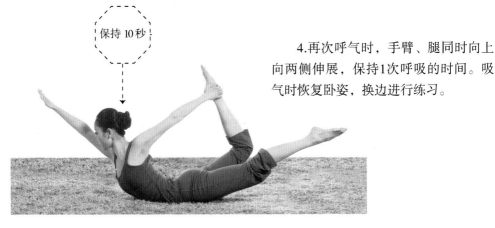

156